研经心悟

编　著：王建康

协　编：鲍平波　沈秀伟　陈　丹

　　　　王杨帆　徐　程　汪妙芬

　　　　华晖辉　朱益平　王继兴

　　　　孙常波

中国中医药出版社
·北京·

图书在版编目（CIP）数据

研经心悟 / 王建康编著 . —北京：中国中医药出版社，2019.6
ISBN 978 – 7 – 5132 – 5535 – 6

Ⅰ . ①研… Ⅱ . ①王… Ⅲ . ①《内经》—研究 ②《伤寒论》—研究 ③《金匮要略》—研究 Ⅳ . ① R22

中国版本图书馆 CIP 数据核字（2019）第 065854 号

中国中医药出版社出版
北京经济技术开发区科创十三街 31 号院二区 8 号楼
邮政编码 100176
传真 010-64405750
保定市中画美凯印刷有限公司印刷
各地新华书店经销

开本 880×1230 1/32 印张 8.5 彩插 0.25 字数 193 千字
2019 年 6 月第 1 版 2019 年 6 月第 1 次印刷
书号 ISBN 978 – 7 – 5132 – 5535–6

定价 38.00 元
网址 www.cptcm.com

社 长 热 线 010-64405720
购 书 热 线 010-89535836
维 权 打 假 010-64405753

微信服务号 zgzyycbs
微商城网址 https://kdt.im/LIdUGr
官方微博 http://e.weibo.com/cptcm
天猫旗舰店网址 https://zgzyycbs.tmall.com

如有印装质量问题请与本社出版部联系（010-64405510）
版权专有 侵权必究

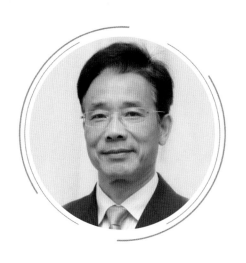

王建康主任医师

王建康，1959年2月出生于浙江奉化。宁波市中医院主任中医师，浙江中医药大学教授，首届全国优秀中医临床人才，第六批全国老中医药专家学术经验继承工作指导老师，浙江省名中医，浙江省劳动模范。曾任宁波市中医药学会副会长、内科专业委员会主任，奉化市科协副主席。擅长运用中医经典理论辨证论治慢性胃肠病、肝胆病和眩晕症等各类内科疑难杂病。公开发表中医学术论文130余篇，出版中医学术专著8部，完成省级中医科研课题4项。

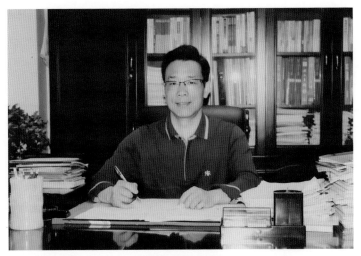

王建康教授在工作中

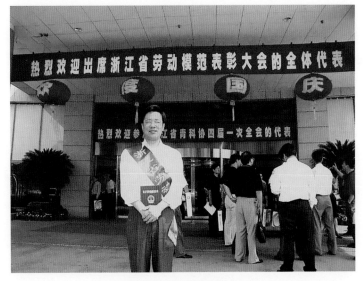

参加浙江省劳动模范代表大会

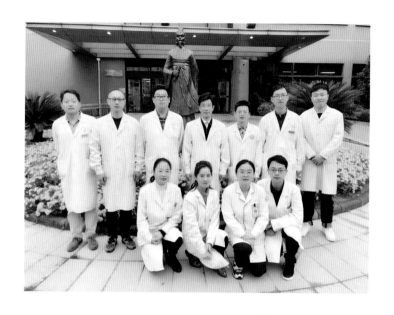

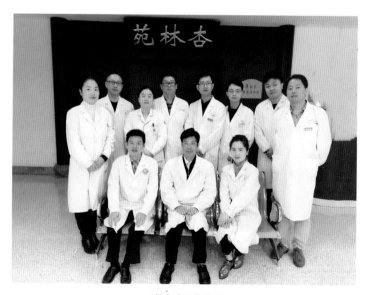

工作室成员集体照

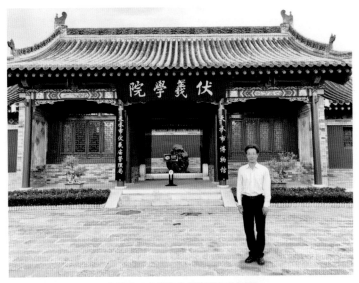

在甘肃天水考察中华传统文化起源

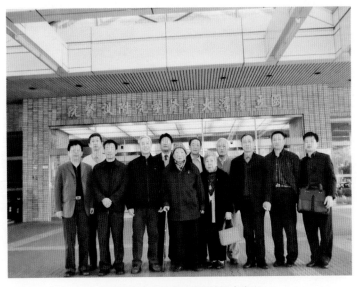

随宁波市中医药代表团访问台湾

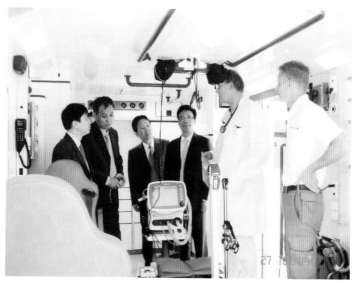

考察英国伦敦急救中心

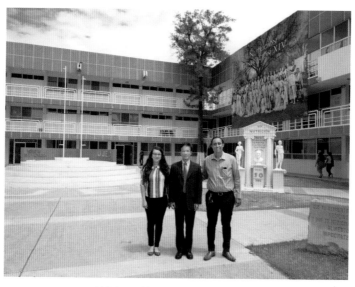

访问墨西哥杜兰戈华雷士大学医学院

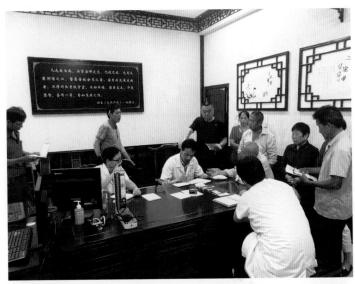

在基层社区服务中心建立建康中医馆，为农村病员提供便捷的中医药医疗服务

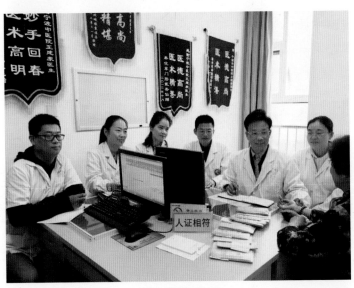

为学员讲解辨证论治

前　言

　　中医古典医著浩如烟海，汗牛充栋，是中华民族的智慧结晶和宝贵的文化遗存，其中《黄帝内经》（以下简称《内经》）、《伤寒论》和《金匮要略》更是其中的代表之作。这三部巨著博大精深，医理系统，备受医界推崇，被奉为医典圭臬，成为后学中医者的必读之书。

　　《内经》成书于两千多年前，以哲学、天文学、地理学、农学、气象学、历算学、生物学等多种学科知识论述中医学，开创了中华民族独特的中医理论体系，奠定了中医发展的基础。其中，朴素的唯物辩证法思想和"四时五脏阴阳"的整体观是最具特色的学术思想。此外还包含了阴阳五行学说、藏象学说、经络学说、病因病机学说、运气学说、养生学说和病证分类、诊法理论、治疗法则等基本内容，体现出较强的科学性和实践性，迄今仍有效地指导着临床。学好、学懂、学活《内经》是中医医生的最基本要求。

　　《伤寒论》《金匮要略》原为一书，名《伤寒杂病论》，系汉代张仲景所著，是中医临床医学的经典巨著。《伤寒论》根据《素问·热论》六经分证的基本理论，创造性揭示了外感发热性疾病的演变规律，提出较为完整的六经辨证体系，创立了以汗、吐、下、和、温、清、消、补为主要治法的112方。《金匮要略》是现存最早的一部研究杂病的专书。原书以整体观念为指导思想，以脏腑经络学说为理论依据，提出了病证结合的辨证论治方法，体现了"同病异治""异病同治"的中医特色。深入研读《伤寒论》《金匮要略》，是提升中医素质、强化中医思维、提高中医疗效的重要方法。

　　笔者自70年代末高考恢复后考入浙江医科大学宁波

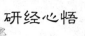

分校中医班，毕业后长期在奉化市中医院工作，现为宁波市中医院主任中医师。迄今学医行医40年，尤为重视研读中医古典医著，善于结合临床实际，将研读心得撰写成文，在累计发表的130余篇学术论文中，属于《内经》《伤寒论》《金匮要略》研讨范畴的近半。我深深地感到，学中医不读经典枉为中医，做中医不用经典不成良医。学习之初，我感动于王晖等老师的启迪和教诲；临证之后，我钟情于经典对临床的指导和解惑；其间还入选国家中医药管理局启动的"学经典，跟名师，做临床"的人才培养项目，这让我受益至深。

　　"读用写"三结合是传承经典的最基本形式。反复读，不但能扎实医学基础，更能厚植中医文化，造就医者的灵性、悟性和韧性；结合用，就是着眼于理论指导临床，启迪临证思路，扩大临床边际效应；动手写，就是写心得、汇成效、展思路，体现自身的医学积累和综合素质。写有所成是判定专家到学者、名医到大师的重要标志，更是促进中医创新的有效方法。"读用写"深度融合、循环往复，是中医特有的业态，体现一种修养，展示一种境界。愿同道同行，推陈出新，使经典永传人间，让中医去伪存真。

　　"曾经沧海难为水，除却巫山不是云。"《内经》《伤寒论》《金匮要略》就是众多中医古典医著云水之中的沧海之水和巫山之云。为了让中医业界更珍惜经典，重视经典，传教经典，运用经典，我的团队将我多年来研究经典的心得与感悟结集成册，定名为《研经心悟》，抛砖引玉，鼓励后学。其中部分论文是在老师指导和同道合作下所成，在此致谢！因本人学识水平有限，若有不足之处，敬请指正。

　　此前言，代序。

王建康

2018年12月

目　录

《内经》研究心悟

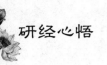

仲景学说研究心悟

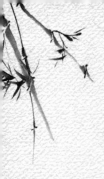

《内经》研究心悟

理论探析

 《内经》"气和阴阳"理论

"气和阴阳"是指人体之气具有调和人体阴阳平衡的作用，对某些阴阳失调的病证，可以用调气的方法获效。《内经》最早提出了这一理论，《灵枢·终始》说："阴者主脏，阳者主腑……气可令和。"这对临证治病具有很大的指导意义。现就《内经》的有关内容探讨如下。

1. "气和阴阳"理论的哲学基础

阴阳是一对哲学概念。世界是由阴阳双方构成的对立统一的物质性整体，阴阳双方的对立统一有赖具有中介作用的"气"的调和。《老子·四十二章》曰："道生一，一生二，二生三，三生万物，万物负阴而抱阳，冲气以为和。"屈原《天问》曰："明明暗暗，惟时何为？阴阳三合，何本何化？"《春秋谷梁传·庄公三年》曰："独阴不生，独阳不生，独天不生，三合然后生。"这些哲学思想，都说明在阴阳对立双方之间，尚需有第三方的调和，这种调和作用，古代哲学家又称之为"感应"。《周易·彖下》说："二气感应以相与。"它环流贯通于有形与无形之间，进行着升降出入、凝聚发散等更迭与交换活动。《内经》将阴阳学说引入到医学领域用于解释人体生理病理时，在突出论述阴阳双方对立的同时，也把气的调和作用与阴阳双方对立等列来认识。《素问·六节藏象论》曰："夫自古通天者，生之本，本于阴阳……其气三，三而成天，三而成地，三而成人……"《灵枢·通天》曰："天地之间，六合之内……非徒一阴一阳而已也。"《素问·至真要大论》指出："帝曰：善。愿闻阴阳之三也，何谓？岐伯曰：气有多少，异用也。"这一认识是"气和阴阳"理论形成的基础。

2."气和阴阳"的生理

在生理状态下，人体之气虽为人体阳气的一部分，但对阴阳平衡起着特殊的调和作用，主要表现在以下几方面。

（1）脏与腑之间的阴阳平衡依靠经络之气的沟通调和

《内经》将人体五脏六腑相应地配对为表里关系，如肾与膀胱相表里，脾与胃相表里等。五脏属阴，六腑属阳，这些各自的脏腑阴阳通过特定的经络之气来沟通调和。

（2）五脏之间的阴阳平衡依靠特异气机来调和

《素问·六微旨大论》曰："升降出入，无器不有。""出入废则神机化灭；升降息则气力孤危。"脏腑位有高下，则高者下降，下者上升；气有盈虚，则盈者溢出，虚者纳入。高下盈虚的阴阳对立，必然有赖气的升降出入运动，这是气运动的基本形式。但各脏腑又有各自特异的气机，心居上焦属阳火，肾居下焦属阴水，二者以心降肾升的特异气机保持人体上下阴阳平衡协调；肺气的肃降对肝起到制约作用，使其不致升发太过而阳亢；肝气主升，心火主降，二者保持阴阳平衡而使藏神正常；脾气乃气机升降之枢纽，为调和全身阴阳之总司，诚如清代黄坤载《四圣心源》所说："中气者，阴阳升降之枢轴。""中气升降，是升阴阳。"

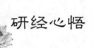

（3）人体阴阳气血的相互资生依靠气的运动调和

人体之气具有机能与物质的双重性。它既有阳的功能性，又有阴的物质性，易向阴阳对立双方运动转化，协助促进阴阳的消长平衡。例如，通过脾气的运化，即可补充阴的不足，又能增强阳的功能；通过肾气的功能活动，将肾精转化为肾阴、肾阳。

3."气和阴阳"的病理

《素问·至真要大论》曰："是故百病之起，有生于本者，有生于标者，有生于中气者……气可令调。"气机失调的病因有情志所伤、劳倦过度、饮食不节、寒温不调等。气机失调的病证，一类是仅局限于气机本身，诸如肝气郁结、肺气上逆、脾气下陷、心气外脱、肾气虚弱等；一类是阴阳的偏胜偏衰。具体有如下几种：

（1）气滞寒凝

寒温调摄失宜，或情志受郁，导致气机受阻，抗邪不力，如《素问·举痛论》所言："寒则腠理闭，气不行，故气收矣。"因而寒邪入里，导致阴寒有余，出现各种痛证。

（2）气郁发热

七情内伤，气机受郁，郁而化热，导致阳热有余，表现为气郁化火型的内伤发热证。如《素问·调经论》曰："阳盛生外热奈何？……卫气不得泄越，故外热。"

（3）气郁厥逆

《素问·调经论》曰："阳受气于上焦，以温皮肤分肉之间……上焦不通，则寒气独留于外，故寒栗。"此为情志内伤，气机不畅，阳不外达，故有四肢逆冷不温之病变。

（4）肝郁阳亢

情志内伤，肝气受郁，郁久肝阳升发太过而上亢，从而出现眩晕、头痛、昏厥等病证。如《素问·调经论》曰："血之与气，并走于上，则为大厥，厥则暴死，气复反则生，不反则死。"《素问·脉解》曰："少气善怒者……则阳气不得出，肝气当治而未得……煎厥。"

（5）气滞阴虚

《素问·调经论》曰："气并于阴，乃为炅中。"此乃肝胃气滞，日久化火伤阴，形成既有气滞又有阴虚的双重病机，目前临床常见的慢性肝炎、萎缩性胃炎等病有较多患者属此类病机所致。

（6）气虚发热

《素问·调经论》曰："有所劳倦，形气衰少，谷气不盛，上焦不行，下脘不通，胃气热，热气熏胸中，故内热。"此为中气受损，气虚下陷，阳失升发，郁而生热，导致阴阳失调，气虚发热。

（7）气损阴阳

各种原因所致气虚，日久化生不能，致使阴虚、阳虚、阴阳皆虚。《灵枢·邪气脏腑病形》所谓"阴阳行气俱不足，勿取以针，而调以甘药"，《灵枢·终结》所谓"阴阳俱不足，补阳则阴竭，泻阳则阴脱……可将以甘药……气和乃止"，指的就是气虚累及阴阳，因而治疗上用甘药补气之品调补阴阳，以治疗阴阳虚损之本。

4."气和阴阳"的治疗方法

对于气病导致的阴阳失调，要以调治气机为主。《内经》总的原则是"逆之，从之，逆而从之，从而逆之，疏气令

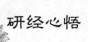

调"（《素问·至真要大论》）。后世医家，根据其病证及治则，创立了一系列治法，可归纳为以下几法：

（1）理气散寒法

理气散寒法用于气滞寒凝证，以辛香理气药与辛温散寒药同用，方如良附丸治胃病、暖肝煎治寒疝、枳实薤白桂枝汤治胸痹。

（2）解郁退热法

解郁退热法用于内伤气郁发热证，以解郁理气与清热泻火药同用，方如丹栀逍遥散、龙胆泻肝汤等。

（3）解郁达阳法

解郁达阳法用于气郁厥逆证，以理气解郁、通达阳气施治，方如四逆散。

（4）疏肝潜阳法

疏肝潜阳法用于肝郁阳亢证，以疏肝理气与平肝潜阳药物同用，《素问·方盛衰论》曰"气上不下，头痛巅疾，求阳不得，求阴不审"，意即不要忽视调气，方如镇肝熄风汤。

（5）理气养阴法

理气养阴法用于气滞阴虚证，以疏理气机药与甘寒养阴药同用，方如一贯煎、滋水清肝饮等。

（6）补气升阳法

补气升阳法用于气虚阳陷之内伤发热等，以甘温补气与升举阳气药同用，方如补中益气汤。

（7）酸甘化阴法

酸甘化阴法用于气阴双亏证，以甘味补气与酸味养阴同用，方如芍药甘草汤、生脉散等。

（8）辛甘合阳法

辛甘合阳法用于阳气虚损证，以辛温助阳药与甘味补气药同用，方如四逆汤、桂枝甘草汤、甘草干姜汤。

（9）甘味兼补法

甘味兼补法用于阴阳双亏证，以甘味补气药与补阴、补阳药同用，方如炙甘草汤。

上述九法中气分药的使用，并非是与调整阴阳药的简单相加，而是融合于治法中的有机整体。对一些气机失调征象不明确的顽固阴虚、阳虚，或阴盛、阳亢病人，医家可根据脏腑特异气机，适当合用补气或理气药物，恢复和增强气的调和阴阳功能，达到迅速平衡阴阳的目的，促进疾病康复。

〔世界青年中医药杂志，2000，2（1）：26-27。〕

《内经》气学理论

气学理论是中医学的基本理论之一，这一理论来源于中国古代哲学。中国古代朴素唯物主义认为，气是构成世界万物的最基本物质，宇宙间的一切事物都是由气的运动变化而产生的。如《周易·系辞》说："精气为物。"《论衡·自然》说："天地合气，万物自生。"《荀子·王制》说："水火有气而无生，草木有生而无知，禽兽有知而无义，人有气有生有知亦且有义。"水火有气但不能生成，草木有气能生长而无知，禽兽虽然有气有知觉，但没有道义，而人则有气有生机，同时还有智慧并明道义。古代哲学家老子也曾高度概括地说："万物负阴而抱阳，冲气以为和。"气附于阴的为阴气，气附于阳的为阳气，阴与阳对立统一的

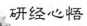

中间动因即为气。

古人认为世界一切有形的东西都来源于气，人也不例外。《庄子·知北游》说："人之生，气之聚也；聚则为生，散则为死。"《管子·心术下》说："气者身之充也。"王充《论衡·论死》作了更形象的说明："气之生人，尤水之为冰也。水凝为冰，气凝为人。"中医学在其发展过程中，把哲学上"气"的概念引用到医学领域中来，作为中医理论经典著作的《内经》，有关气的概念贯穿于全书，占有特别重要的地位。《内经》阐述了气是构成人体的基本物质，并以气的运动变化来说明人的生命活动和病变机理。如《素问·宝命全形论》说："人以天地之气生。""天地合气，命之曰人。"《素问·六节藏象论》又说："天食人以五气，地食人以五味……气和而生，津液相成，神乃自生。"即说明气是构成人体和维持人体生命活动的最基本物质，如肾脏之精气、水谷之精气、自然界清阳之气等。这是气的物质性。另一方面，气又具有很强的活力和不断运动的特性，对人的生命活动有激发、推动等作用，如五脏六腑的生理功能、经络的生理功能，就是由五脏之气、六腑之气、经络之气的运动变化，产生能量转化作用表现出的生理活动。这是气的功能性。再则，是气的病理性。如《灵枢·经脉》篇说："五阴气俱绝则目系转，转则目远，目运者为志先死，志先死则远一日半死矣。六阳气俱绝则阴与阳相离，离则腠理发泄，绝汗乃出，故旦占夕死，夕占旦死。"气的这些特定含义，就系统地形成了中医独特的气学理论。

1. 中医气学理论的基本内涵

中医气学理论的基本内涵主要包括了气的化生，气的分类命名，气的生理功能，气的运动变化，气与津、血、精、神的关系等方面。

（1）气的化生

气主要来源于父母先天之精气、水谷之精气及自然界之清气。气的化生与五脏密切相关。先天之精气藏于肾，在肾主生殖的作用下，先天之精才能繁衍后代，构成新的生命体。故先天之精气是形成人体的最原始最基本的物质。后天之精气亦藏于肾，来源于水谷精气，由脾胃化生并灌溉五脏六腑。先天之精气、后天之精气及自然之清气在肾脏中是不能截然分开的。肾脏对精气，一方面不断地贮藏，另一方面又不断地供给五脏六腑，循环往复，生生不已。水谷之精气，主要是通过脾胃的作用，从饮食物中消化吸收而来。在生命活动过程中，尚需自然界清阳之气，清气的摄入依赖于肺的呼吸来完成。因此，肾、脾、胃、肺等脏腑的生理功能正常，人体之气的生成才能充沛；反之，这些脏腑的生理功能异常，则气的生成不足，从而形成气虚的病理变化。其中，脾胃的运化功能尤为重要，即脾胃的受纳、运化水谷功能旺盛，既能将饮食物中的精微物质吸收化为气血，又能不断补充肾中之精气，以滋养人体，维持生命活动。故有"人以水谷为本""脾胃为后天之本"之说。

（2）气的分类命名

从整体而言，人体之气是由肾中精气、脾胃化生的水谷精气和肺吸入的清气组成，在脾胃、肺、肾等脏腑的综合作用下而产生的，并充斥于全身而无处不到。但因其主要组成部分、分布部位及功能特点不同，所以又有多种不同名称的气：

①元气：又称"原气""真气"，是人体各种气中最重要、最基本的一种，是人体生命活动的原动力。元气由先

天精气化生而居于肾脏，并不断得到后天水谷精微的滋养和补充。元气具有主生殖和促进生长发育的作用；且能通过三焦运行全身，温煦和激发各个脏腑、经络等组织器官功能活动的作用。若元气虚衰，则易致疾病缠绵难愈。

②宗气：宗气由肺吸入的清气与脾胃运化的水谷精气结合而成，聚积于胸中。宗气的功能是推动肺的呼吸和心血的运行，并且与视听言动各种机能都有关。所以又有宗气为动气之说。宗气虚，可兼有心气虚、肺气虚、脾气虚等。

③营气：主要由饮食中的水谷精微所化生，是水谷之气中富于营养的物质。通过十二经脉和任督二脉而循行全身，"贯五脏、络六腑"。营气的功能包括化生血液和营养全身两个面。营气不足易致血少津枯。

④卫气：主要由水谷之气化生，其性质慓悍滑疾，活动能力强且行动迅速。行于脉外，外而皮肤腠理，内而脏腑肌肉，遍及全身。卫气具有护卫肌表，防御外邪入侵；温养脏腑、肌肉、皮毛；调节控制汗孔开合，汗液的排泄；协调睡眠等功能。

此外，还有"脏腑之气"和"经络之气"等，其气均由真气所派生。真气分布于某一脏腑或某一经络，即成为某一脏腑或某一经络之气，如心气、肺气等。脏腑之气和经络之气是推动和维持各脏腑经络进行生理活动的物质基础。

（3）气的功能

《难经·八难》说："气者，人之根本也。"分布于人体不同部位的气，各有其功能特点，概括起来主要有以下几个方面：

①推动作用：人体的生长发育，脏腑的生理活动，血液的循环，津液的输布，都要依靠气的激发和推动。其功

能障碍时，就会出现发育不良、早衰等脏腑功能紊乱，导致血瘀内停、水湿阻滞等病变。

②温煦作用：人体的正常体温，依靠卫气的温煦来维持，脏腑、经络也有赖气的温煦而发挥正常功能。其功能障碍时，可出现畏寒肢冷、脏腑功能衰退、脉迟等寒性病理变化。

③防御作用：气能护卫肌表，防御外邪入侵。邪既入，气又能与病邪做斗争，驱邪外出。其功能减弱时，就会导致平素易感冒，患病后难以痊愈。

④固摄作用：气能固摄血液而不使其溢出脉外，亦能控制汗液、尿液的正常排泄等。其功能障碍时，就会导致体内有形液体的丢失。如出血、自汗、多尿、流涎、泄泻、滑精、早泄、滑胎等。

⑤气化作用：即通过气的作用，气、血、津液可以进行各自的新陈代谢及其相应转化；通过膀胱的气化来正常排泄尿液。其功能障碍时，则影响整个物质代谢过程。

⑥调和作用：能调和人体阴阳的平衡。如果气的调和作用障碍，则会影响人体正常的阴阳平衡协调，诸如上热下寒、外热内寒、四肢厥逆、阴阳虚损难复等病变。

（4）气的运动

气的运动，称作"气机"。"升降出入"是气运动的基本形式。不同的气，有不同的运动形式。位有高下，高者下降，下者上升；气有盈虚，盈者溢出，虚者纳入。《素问·六微旨大论》说："升降出入，无器不有；出入废，则神机化灭；升降息，则气立孤危。"气的升降出入，具体体现于各个脏腑的功能活动，以及脏腑之间的协调关系。所以又称脏腑的气机升降。诸如五脏贮藏精气，宜升；六腑

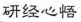

传导化物，宜降。心肺在上宜降；肝肾在下宜升；脾居中焦，通连上下，为升降的枢纽。不仅脏与脏、腑与腑、脏与腑之间处于升降的统一体中，每一脏腑本身也是升与降的统一，即升降中复有升降。故一般可体现出升已而降、降已而升、升中有降、降中有升的特点。气的升、降、出、入运动的正常进行，意味着机体生命活动的存在。"气机调畅"是指气的运动平衡协调的生理状态，当气的运动失去了这种平衡时，就会出现病理状态，即气机失调。

（5）气对津血的作用

津液是机体内一切正常水液的总称，是各组织器官的内在液体及其正常分泌物。津液渗入血脉，化生血液，也是构成人体和维持人体生命活动的基本物质。气对津液的作用主要有三方面：一是"气能生津"，即脾胃之气具有化生津液之功能；二是"气能行津"，即津液布散全身及其排泄均需要气的运化推动，如脾气的散精、肺气的宣降、肾气的蒸腾气化等；三是"气能摄津"，是说气有固摄津液的作用，不使其外泄，以保持体内津液的充足。

血是在脉管中运行的红色液态物质，主要由营气和津液为主组成，有营养和滋润作用。气对血的作用，也与津液一样，表现为气能生血、气能行血、气能摄血三方面作用。

在病理上，一些津血的疾病，诸如津停水肿、血瘀经络、津枯失润、血虚失荣等，均可由气病引发。

（6）气与精的关系

精是构成人体的基本物质，也是人体各种机能活动的物质基础。精有先天与后天之分，先天之精禀受于父母。《灵枢·经脉》篇说："人始生，先成精。"后天之精来源于饮食，由脾胃化生。先天之精与后天之精相互依存，相互促进。精藏于肾，通过气的功能而产生。《类经附翼》说："精液气生……元气生则元精充。"一方面，精之生理功能有赖于气之推动和激发，如肾精之秘藏依靠元气固护于外。气聚则精盈，气弱则精亏。元气亏损，肾失封藏，每见脱精之害。另一方面，精能转化为气，即是精与气两者相互滋生、相互促进、相互转化。精盈则气盛，精少则气衰。

（7）气与神的关系

神是人体生命活动的总称，有广义与狭义之分。广义的神，是指整个人体生命活动的外在表现；狭义的神，是指心所主的神志，即人的精神、思维活动。气是产生神的物质基础，《素问·八正神明论》说："血气者人之神"，李东垣《脾胃论》说："气乃神之祖……气者精神之根蒂也。"气血流行，运于脏腑，脏腑功能旺盛而神即产生。《灵枢·小针解》说："气王神亦王。"神寓于气，气以化神。气盛则神旺，气衰则神少，气绝则神亡。另一方面，神为气之主而有御气之功，气之生成与流行为神所主宰。神往气亦往，神安则气正，神惊则气乱。《现代自然科学与中基理论》说："人的精神因素可通过神经介质对神经系统和全身起调节作用，而过分的精神刺激通过同样机理可导致疾病……目前，由精神因素而致病的已占总发病率的70%以上。"因此，调整气与神的相互关系，也是治疗各科疑难杂病的一种重要手段。

2. 中医气学理论的临床运用

中医气学理论在中医临床中运用十分广泛。诸如根据气机理论治疗冠心病、肺心病，根据气化理论治疗伤寒、梅尼埃病、空调病，根据气的调和作用治疗精神忧郁症、更年期综合征，根据气的固摄作用治疗老年性疾病，根据

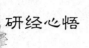

气的温煦作用治疗糖尿病并发闭塞性脉管炎等，尤其对治疗一些疑难杂病更具指导意义。下面仅举几例日常临证中的验案，以示说明。

（1）肃降肺气法治疗高血压

曾治一老年男性患者，患高血压病 7 年，慢性支气管炎 10 年，近 2 个月因慢性支气管炎急性发作，经治缓解后，血压增高不降，服西药降压药开博通效果不明显，曾服中药平肝潜阳方剂 5 剂无效。症见眩晕头昏，胸闷气促，咳嗽偶作，咯痰量少不爽，头面烘热，口干咽燥，舌质红，苔薄黄，脉弦滑。查血压 175/100mmHg，心电图正常。辨证为肝阳上亢、肺失清肃。治拟平肝潜阳、肃肺降气。处方：龙骨、珍珠母、牡蛎各 30g（先煎），旋覆花（包煎）、白蒺藜各 15g，苏子、百部、黄芩各 12g，栀子、厚朴花、佛手、天麻各 10g，3 剂。继续口服西药开博通每次 12.5mg，每日 3 次。3 日后复诊，眩晕减轻，胸闷气促消失，测血压 160/90mmHg。原方续服 3 剂，并减开博通至每次 12.5mg，每日 1 次。药后除稍有咳嗽外，余症皆除，测血压 150/85mmHg，予杞菊地黄丸加减善后，停服开博通。3 个月后复查，血压正常。

肝木主升，肺气主降，保持着人体气机的升降协调。本案素因阴虚肝旺，肝升太过而致肝阳上亢，复因肺失清肃，其气逆而不降，致使肝阳难以平降而血压高而不下。故单纯平肝潜阳无效，因而另辟一径，增用旋覆花、苏子、厚朴花、佛手之品肃降肺气，以生龙骨、生牡蛎等平肝潜阳而血压降、咳嗽罢，得效于调整了肝、肺之间的特异性气机。

（2）滋阴求助补气治疗萎缩性胃炎

曾治一中年女性患者，反复胃脘痛 5 年余。1 年前患者胃镜检查提示慢性浅表性萎缩性胃炎。症见胃脘隐痛时作，烦热口苦，大便干燥欠顺，形体消瘦，夜间口干明显但不欲饮，舌质红，无苔，脉细弱。辨证为胃阴亏损。欲予养阴柔络止痛之剂，然观前医处方，或养阴生津，或养阴解毒，或养阴通络，患者谓其百无一效。窃思患者病程日久，虽阴虚明显但累投养阴药而不应，且脉象不数，何不试以补气健脾以资阴液化生之源？处方：生地黄、北沙参、乌梅、生黄芪、党参各15g，麦冬、枸杞子、白芍、茯苓、延胡索各12g，生山楂、蒲公英各30g，甘草6g。10剂后胃痛未作，余症减轻。后以本方略作加减共服50余剂，自觉症状消失。胃镜复查示原萎缩部位已明显缩小。

本案阴虚日久，虽无气虚症状，实则潜在气化功能低落，阴液化生不旺，故累用补阴而阴不复。根据气学理论，可在滋阴基础上加用黄芪、党参、茯苓等甘温补中益气之品。这一方法，早在《内经》中已有提示。《灵枢·终始》说"阴者主脏，阳者主腑……气可令和""阴阳俱不足，补阳则阴竭，泻阴则阳脱……可将以甘药……"，意为人体脏腑阴阳的正常平衡，有赖脏腑之气的调和。若阴阳不足，可以通过甘药补气来治疗，气旺则阴阳和调。张仲景《伤寒论》对此已有具体运用，如主治阴虚肺热证的麦门冬汤，方中小剂量的人参、甘草、大枣补中益气之品与大剂量甘寒之麦冬相合，可以增强麦冬养阴降火之功。其他如芍药甘草汤、酸枣仁汤、竹叶石膏汤等养阴类方剂，均加入了补气之品，意在养阴求助补气。

（3）调畅气机治疗糖尿病

曾治一女性患者，36岁，口渴多饮、尿量频多1个月。

半月前患者查尿糖（+++），血糖 14mmol/L，遂拟诊为 2 型糖尿病，予控制饮食，口服甲苯磺丁脲，但症状改善不明显，两日前复查血糖 13mmol/L，遂求诊于中医。症见口渴多饮，尿量频多，每日约排尿 2500mL，胃纳较旺，形体肥胖，胸闷塞，烦热少汗，大便干燥量少，舌质红，苔薄黄，脉数。诊为气郁燥热期，肺郁燥热型消渴病。治疗以宣通肺气止渴法。处方：地骨皮 20g，桑白皮、乌梅、天花粉、郁金、麦冬、芦根各 15g，黄芩 12g，知母、牡丹皮各 10g，葛根、丹参、全瓜蒌各 30g，5 剂。继续服用原剂量甲苯磺丁脲。5 日后复诊，口渴多尿症状明显减轻，尿糖（+++）。原方续服 5 剂后复查血糖为 8mmol/L，在原方基础上加茵陈 30g、泽泻 15g 以清热祛湿。续服 20 余剂，多饮多尿症状基本消失，余症亦瘥，复查尿糖阴性，血糖 6.8mmol/L。后予上方加减，并逐减西药甲苯磺丁脲药量至停服，共治疗 3 个月停止用药。随访 1 年未见复发。

　　气机失调是糖尿病特有的病理过程，任何类型的糖尿病都存在脏腑气机失调这一病理环节而表现出临床症状。笔者创立糖尿病辨证三期九型，本案属其中一型。本型以肺失宣肃为主要病机，因肺为水之上源，肺气受郁，宣肃无权，上不能布津于口而呈烦渴多饮；下不能化水为津而布全身，使水液直趋于下，故尿频量多。气有余便为火，火热伤津故有燥热内盛。方中桑白皮配地骨皮宣散肺中郁热，以调畅肺气宣发功能，使卫气畅达；葛根配乌梅升敛肺气，不使肺气宣发太过而阻碍水液直趋下达，并且二药亦有生津止渴之效；丹参配丹皮凉散血脉壅遏之营气，营气通畅有助于卫气运行，使肺气宣肃正常；全瓜蒌、郁金宽胸理气。上述四药对均调畅肺之气机以治本，加用花粉、知母、芦根、黄芩、麦冬等清热润燥以治标。全方合用，则肺气调畅,宣肃正常,水津四布,燥热清凉,津液自生,阴阳调和而消渴得愈。

〔浙江中医杂志,2000,35(10):439-442。指导王晖。〕

《内经》中介理论

《内经》中的阴阳学说,除了阴阳对立斗争、阴阳消长转化、阴阳相互依存的基本内容外,尚包含中介理论。所谓中介,是指在阴阳对立双方之间具有中间性质的第三方。比如人体上焦与下焦之间的中焦,表与里之间有半表半里,寒性药物与热性药物之间有平性药物;数学中,正数与负数之间有零;化学中,酸性与碱性之间有中性;生物学中,哺乳类动物和脊椎动物之间有两栖动物。《内经》虽无明确的中介名称,但其类似概念散见于"中气""运气""神机""间气""人气"等名称。笔者将其统一命名为"中介",兹就有关内容探讨如下。

1. 中介理论的渊源

阴阳作为古代的哲学概念,在其形成的初始阶段,就以一分为三,合三为一的方法论来构建自身理论。《老子·四十二章》曰:"道生一,一生二,二生三,三生万物,万物负阴而抱阳,冲气以为和。"意为宇宙混沌之气的"一",由一为二,由二为三,只有具备三方的相互作用,才能化生万物。《周易》"天地人"合三为一的三才观,其方法论也是一分为三。屈原《天问》曰:"明明暗暗,惟时何为?阴阳三合,何本何化?"《春秋谷梁传·庄公三年》曰:"独阴不生,独阳不生,独天不生,三合然后生。"其中之"天",实乃阴阳之间的第三方。上述这些说明自然界的任何事物不仅

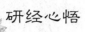

存在着对立的阴阳两极，而且尚存在促使两极互相融合，相互沟通的中介，并通过中介相互过渡与转化。

《内经》在此基础上形成了指导中医学的阴阳学说，并且秉承了中国哲学阴阳一分为三的方法论。《素问·六节藏象论》曰："夫自古通天者，生之本，本于阴阳……其气三，三而成天，三而成地，三而成人。"意为任何事物的形成，必须具备阴、阳、中介三种气。但由于《内经》对阴阳对立双方的论述较多，致使后世忽视了作为阴阳学说基本内容的中介这一第三方，忽视了《灵枢·通天》中"天地之间，六合之内……非徒一阴一阳而已"的提示。

2.中介理论的内涵

（1）中介是区别阴阳的依据

《素问·至真要大论》曰："愿闻阴阳之三也，何谓？岐伯曰：气有多少，异用。"这是一个如何区别阴阳三方的问答。事物的阴阳属性，没有绝对的数值定量，是通过相对比较而确定的。人们对阴阳对立两极的认识，一般总是从中间状态开始的，以中间状态为衡量阴阳两态变化的依据。例如对人体体质的划分上，《灵枢·阴阳二十五人》虽然列举了二十五种人，但不外阴偏盛、阳偏盛、阴阳平和三种。阴阳平和即为阴阳偏颇的分界线，也就是阴阳之间的中介。中介体现了物质相对的数量和质量及运动过程中的相对平衡状态，因而也就成为判别阴阳对立失调的"标准"。

（2）中介是融合阴阳的桥梁

阴阳对立双方的划分不是一刀切的一分为二，其间必须有一个过渡带。这个过渡带就是中介，具有相通、融合对立双方的作用。《素问·五运行大论》曰："间气何如？

岐伯曰：随气所在，期于左右……从其气则和，违其气则病，不当其位者病，迭移其位者病……阴阳交者死。"其中"间气"即中介之义，"期于左右"意为中介调和融合于阴阳对立双方之间。中介的调和融合作用正常，则人体平和健康，否则就会导致疾病。中介一旦消亡，其作为桥梁的作用就会丧失，生命亦随之终止，故谓"阴阳交者死"。《灵枢·大惑论》在论述失眠时指出，失眠是由于卫气不能融合阴阳之故。我们通常所说的阴阳格拒，由于阴阳失于维系、阴阳之气不相顺接所导致的真热假寒、真寒假热等病理，与单纯的阴阳偏盛偏衰有所不同，是由于在阴阳偏盛偏衰过程中，伴有中介失却其调和融合作用所导致。

（3）中介是阴阳转化的枢机

阴阳对立双方的消长转化是阴阳变化的基本规律。阴阳的消长是量变过程，阴阳的转化是质变过程，从量变到质变是一个中介过程。它不能机械地用阴阳对立属性来概括。这一中介状态具有枢机作用。它不但能调节阴阳的适度消长和转化，还能将其自身化生资充于阴阳偏衰的一方。《素问·至真要大论》曰："阴阳厥阴不从标本，从乎中也……从中气者，以中气为化也。"即指中气有化生阴阳的作用，具有机能与物质的双重性。按阴阳三分法的观点，中气应归属于中介，而不属于阳。这样可以避免许多理论上的混淆。不仅如此，把握中介理论不但具有方法论意义，还有驾驭事物向一定方向发展的战略作用。

3. 中介理论的临床应用

中介理论不但能解释阴阳二分法所不能解释的人体生理病理上的众多问题，更重要的是能指导确立治疗上的独特方法。《内经》认为气是人体阴阳的中介。某些阴阳失调

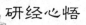

的病证可以从调理气机论治。故《灵枢·终始》曰："阴者主脏，阳者主腑……故泻者迎之，补者随之，知迎知随，气可令和，和气之方，必通阴阳。"《素问·至真要大论》曰："是故百病之起，有生于本者，有生于标者，有生于中气者。"其具体方法主要有：

（1）理气散寒法

理气散寒法用于气滞寒凝证，以辛香理气药与辛温散寒药同用，如良附丸治胃痛、暖肝煎治寒疝、枳实薤白桂枝汤治胸痹。

（2）解郁退热法

解郁退热法用于内伤气郁发热证，以解郁理气药与清热泻火药同用，如丹栀逍遥散、龙胆泻肝汤。

（3）解郁达阳法

解郁达阳法用于气郁厥逆证，如四逆散。

（4）疏肝潜阳法

疏肝潜阳法用于肝郁阳亢证，以疏肝理气药与平肝潜阳药同用，如镇肝熄风汤。

（5）理气养阴法

理气养阴法用于气滞阴虚证，以疏理气机药与甘寒养阴药同用，如一贯煎、滋水清肝饮。

（6）补气升阳法

补气升阳法用于气虚阳陷之内伤发热证，以甘温补气药与升举阳气药同用，如补中益气汤。

（7）酸甘化阴法

酸甘化阴法用于气阴双亏证，以甘味补气药与酸味养阴药同用，如芍药甘草汤、生脉散。

（8）辛甘合阳法

辛甘合阳法用于阳气虚损证，以辛温助阳药与甘味补气药同用，如四逆汤、桂枝甘草汤、甘草干姜汤。

（9）甘味兼补法

甘味兼补法用于阴阳双亏证，以甘味补气药与补阴药、补阳药同用，如炙甘草汤。

〔中华中西医临床杂志，2001，1（1）：7-8。〕

《内经》心脉学说初探

近年来，活血化瘀药的临床运用日益广泛。众多的实验研究表明：活血化瘀药能从多个环节改善血液循环，治疗人体各系统多种疾病。然其理论基础尚缺乏系统性研究。在研读《内经》过程中，笔者体会到《内经》对血液循环的生理病理论述颇多，形成了一种比较系统的心脉学说。这一学说是解释瘀血产生和活血化瘀药作用机理的理论基础，故不揣浅陋，探讨如下。

1. 心脉循环贯全身

心为五脏之一，位居胸中。脉者有广义与狭义之分：广义者，含经络与血脉；狭义者指血脉，即体内运行血液的管道组织及其血液。《素问·脉要精微论》曰："脉者，血之府也。""壅遏营气，令无所避，是谓脉。"脉之小者又可分络脉、孙脉，并互相连贯而分布全身。本文所指之脉系狭义之脉。

《内经》认识到心与脉直接相连，构成一个相对封闭的循环系统。《素问·经脉别论》曰："食气入胃，浊气归心，

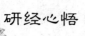

淫精于脉。脉气流经，经气归于肺，肺朝百脉，输精于皮毛。毛脉合精，行气于府。府精神明，留于四脏，气归于权衡。"《灵枢·营卫生会》曰："五脏六腑，皆以受气……营周不休，五十而复大会，阴阳相贯，如环无端。"

《内经》把心奉为"君主之官"，是由于心所主的血脉维持着人体生命的最基本活动，"人之所以生成者，血脉也"。因而心脉功能失调导致血脉瘀阻是最常见、最普遍的病理变化。

2. 心脉病理以瘀为本

心脉疾病系指由外邪、内伤等各种病因致使心脉自身功能受损所出现的一系列病证。《内经》对此类病证的记述主要有脉痹、心痹、心悸、心痛、真心痛、心胀、水肿、喘证、眩晕、厥证等，类似于现代医学的风湿性心脏病、心肌炎、心包炎、冠心病、心绞痛、心衰、心律失常、心源性晕厥、动静脉炎等。究其心脉疾病的病理本质在于血脉瘀滞。其发病机理可有如下方面：

（1）心气不足

心气推动血液运行，若因劳倦伤气，或脾虚化生不足，则心气亏损，运血无力而血脉瘀滞。《灵枢·经脉》曰："手少阴气绝则脉不通，少阴者心脉也，心者脉之合也，脉不通则血不流。"《素问·气穴论》曰："气竭血著。"由此而产生心悸、心痛、喘证、厥证等证。

（2）阴寒内盛

《素问·气交变大论》曰："寒气流行，邪害心火，民病……谵妄心痛……甚则腹大胫肿，喘咳。"《素问·调经论》说："寒气积于胸中而不泻，不泻则温气去，寒独留，则血凝泣，凝则脉不通。"良由寒伤心阳，不得温运血脉所致。

（3）心火亢盛

五志化火，或邪助心火，或阴虚火炎，致使心火亢盛，灼伤血脉，脉道不畅而血液瘀滞。《素问·生气通天论》曰："大怒则形气绝，而血菀于上。"《素问·脉要精微论》曰："夫脉者，数则烦心。"说明血运过快，亦易使脉道壅滞而成瘀。王清任《医林改错》谓"血受热则煎熬成块"。

（4）外邪痹阻

风寒湿热之邪犯脉，血脉受损而成脉痹，邪"在于脉则血凝而不流"（《素问·痹论》），日久入心而成心痹。《素问·痹论》曰："脉痹不已，复感于邪，内舍于心……心痹者，脉不通，烦则心下鼓，暴上气而喘。"

（5）心血亏损

《灵枢·经水》曰："经脉者，受血而营之。"脾虚气血生化不足，肾精不足，肝虚藏血匮乏，皆能致使心血亏虚、络脉失荣、脉道不充而致瘀。

（6）痰浊壅阻

水津随血液运行，血瘀能使水停。反之，若脾虚水湿不化，积聚而成痰浊，亦易阻碍心脉运行，导致脉道瘀阻，产生"积饮心痛"（《素问·至真要大论》）、心胀、水肿、喘证等。

（7）七情内伤

《内经》认为神志产生的部位在脑，但神志以心主血脉为物质基础。"心藏脉，脉舍神。""血者，神气也。"七情

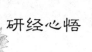

过极势必首伤心脉，后损他脏。"悲哀愁忧则心动，心动则五脏六腑皆摇"（《灵枢·口问》）。

由上可见，心脉功能失常的共有病理本质是血脉瘀阻。无论任何方面的心脉功能失常，只有在血脉瘀阻的病理状态下才能表现出临床病症。瘀血征象反映于体表，诸如口唇紫绀、舌质紫暗或边有瘀斑、肌肤甲错、脉涩等，这肯定为"有瘀"。但当"瘀"尚轻微，没有表现出这些征象时，并不能排除"无瘀"。因此，心脉病变以"瘀"为本，心脉瘀阻贯穿于心脉疾病的全过程之中。

3.心脉瘀阻变生他脏病

心脉瘀阻不仅可使心脏自身受损，身体其他脏腑都可受病。《素问·调经论》曰："五脏之道，皆出于经隧，以行血气，血气不和，百病乃变化而生。"由于五脏六腑皆有血脉循行，因此血脉瘀阻能引起体内任何脏腑器官的病变。

（1）消渴

常见病机为燥热内盛。《内经》认为本病由气郁胸中，"血脉不行"（《灵枢·五变》），血瘀化热所致。

（2）黄疸

黄疸为肝胆之病。若心脉瘀滞，则易损伤功主藏血之肝脏。《灵枢·经脉》言："是主心所生病者，目黄胁痛。"《灵枢·邪气脏腑病形》曰："愁忧恐惧则伤心……恶血留内……积于胁下，则伤肝。"

（3）胀病

《灵枢·胀论》专述五脏六腑皆有胀病。如"肺胀者，虚满而喘咳"，"胃胀者，腹满，胃脘痛"，"脾胀者，善哕，四肢烦悗"等。其病机为"厥气在下，营卫留止……乃合为胀也"，意即气滞血瘀而致胀病。

（4）便血

心阳虚损，不能温运脾胃络脉而瘀血内阻，络脉破损则便血。《素问·至真要大论》曰："寒厥入胃……血脉凝泣，络满色变，或为血泄……腹满食减。"治此类便血，在温阳止血基础上须佐用通络化瘀。

（5）痿证

痿证病因多端，血脉瘀阻为其中之一。《素问·痿论》曰痿证有因"心气热……生脉痿，枢折挈，胫纵而不任地也"，属心阴不足，脉道不充而涩滞，下肢气血不能荣而失用。

其他如积证，各种痛证，妇科的石瘕、闭经，外科的痈肿等，都与血脉瘀阻有关。心脉学说为临床疑难杂证从瘀论治打开了思路。惜目前临床对上述病证的治疗，在病初时有瘀不治，待其经久不愈，方谓久病入络而治瘀，实属有悖其病变规律。

4. 心脉疾病治在通

心脉疾病的治疗，以通为其要点。《素问·热论》曰："治之各通其脏脉。"它既能用于心脉自身疾病，又适宜于因心脉疾病变生的他脏疾病。具体治法有以下几种：

（1）补气通脉

《灵枢·阴阳二十五人》曰："凝涩者，致气以温之，血和及止。"补气通脉法适用于心气不足之证，即后世王清任补阳还五汤之类。

（2）温阳通脉

《灵枢·禁服》曰："脉血结于中，中有著血，血寒，故宜灸之。"灸者，温经活血也。《灵枢·寿夭刚柔》载有

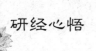

醇酒、蜀椒、干姜、桂心具有温阳通脉作用的药物，适用于阴寒内盛、心脉瘀阻之证。

（3）导下通脉

导下通脉法适用于心火亢盛证。《灵枢·阴阳二十五人》曰："气有余于上者，导而下之。"其中之"气"，指心火亢盛、血气上壅，即"血菀于上，使人薄厥"之类。导下者，即使心阳平降、血脉疏通下行是也。如张锡纯之所用怀牛膝、代赭石等药，即属此法。

（4）破瘀通脉

破瘀通脉法适用于单纯性心脉瘀结证。《素问·阴阳应象大论》曰："血实者决之。"王冰释曰："决谓破其血。"本法适用于壮实之体，虚者慎用。药如三棱、莪术、红花、土鳖虫、水蛭等。

（5）化浊通脉

化浊通脉法适用于痰浊壅阻之证。《灵枢·五味论》有心病宜食薤之法，《本草纲目》谓薤白"治胸痹刺痛，下气散血"，说明薤白有化浊宣痹、活血散结之功能。痰浊为主者，合用半夏、瓜蒌、枳实；血瘀明显者，合用白酒、丹参、川芎、檀香等。张仲景的瓜蒌薤白白酒汤、瓜蒌薤白半夏汤等方剂均是在此基础上产生的。

（6）理气通脉

理气通脉法适用于肝郁气滞之证。《素问·至真要大论》曰："疏其血气，令其条达，而致和平。"后世的柴胡疏肝散、逍遥散等方剂，都以疏理气机药与活血通脉药同用。

另外，《灵枢·小针解》曰："宛陈则除之者，去血脉也……皆泻其邪也。"外邪侵袭，血脉瘀阻者，还可使用祛风通脉、散寒通脉、清热通脉、燥湿通脉等法。

5. 结语

综上所述，心脉学说是指心脉在主司血液循环方面的生理、病理及其治疗的系统理论。该说提示心脉疾病的病理本质是血脉瘀阻，无论是病程久暂，还是有无瘀血体征，均应在辨证论治基础上适当参用活血化瘀之品，以恢复血脉之通畅，促进疾病之痊愈。

〔安徽中医药大学学报，1991，10（1）：8-10。〕

～ 五行体质各阶段生理病理探析 ～

王晖主任中医师系第三批全国名老中医药专家学术经验继承工作指导老师，享受国务院政府特殊津贴，建立宁波首个国家中医药管理局全国名老中医专家传承工作室。王老常言，医之为道，至精至微，当明辨行之。王老认为医道有三法，万变不离其宗。一则观天识地。仰观天象，即阴、阳、风、雨、晦、明也，分为四时，序为五节；俯察地理，既包括山川陵谷、江河湖海，又蕴含人文风俗、地域文化。三才之道，人参天地，环环相扣，缺一不可。二则诊查病患，即运用常规望、闻、问、切之法，分五色，辨五音，问以言审，切以指参。三则广角思维，即疾病发生、发展、转归各有阶段，遣方用药须知何时执方、何时改方、何时弃方。善用三法，谓之能医。三法拓展，森罗万象。余资质平庸，有幸侍诊左右，现以望形为引，详论五行体质各期特点，投砾引珠，以充烟海。

《灵枢·阴阳二十五人》云"先立五形金木水火土，别其五色，异其五形之人，而二十五人具矣。"首次提出"五

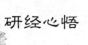

形人"的概念。王老在此基础上，谨遵《内经》"有诸内必行诸外""以常衡变"宗旨，历经四十五载的理论分析和临床研究，结合王琦教授等制定的体质分类标准，将体质学说、阴阳五行、易理洛书等引入五行体质，使察形观色辨体之法成为明察疾病的发生、发展、转归的关键点、敏感点和靶向点，具有其极为重要的临床意义。

1. 司外揣内

（1）木形体质

一般而言，形体细瘦或高长，头小面长，肤白带苍，肩背阔达，长身而立，曲直如木。东木为肝，洛书后天八卦位属震卦，肝为刚脏，将军之官，内寄相火，刚强躁动，势如雷震，为阴中之阳。王老认为木形体质多惠于木，故精力充沛，手足灵活，自信热情，聪慧有才，勤劳负责；亦伤于木，病位多在心、肝、肾。

幼年时期，体属纯阳，稚阳初生，肝常有余，易从热化，故以肝阳偏旺、肝风易动之证多见。临床表现为面红目赤，烦躁易怒，夜啼不安，惊惕抽搐等。方选龙胆泻肝汤、泻青丸等泻肝清热、定惊安神之剂。成年时期，忧思劳心，阴液亏损，肝失疏泄，气机郁滞，故以心肝阴虚、气机怫郁之证多见。临床表现为两颧潮红，五心烦热，情志抑郁，喜长太息，两胁胀满，头痛阵发，肩颈酸痛，夜寐多梦等。方选柴胡疏肝散、越鞠丸、逍遥散等养血宁心、疏肝达郁之剂。老年时期，天癸衰竭，熬伤阴液，肝失濡养，阴不制阳，虚热内扰，故以肝肾阴虚之证多见。临床表现为视物昏花，发落稀疏，爪甲不荣，肌肉痉挛，肢体震颤，夜寐易醒等。方选滋水清肝饮（地黄、山茱萸、茯苓、当归、山药、牡丹皮、泽泻、白芍、柴胡、栀子、大枣）等滋阴清热、补益肝肾之剂。

（2）火形体质

一般而言，形体精壮，锐面小头，肤色偏赤，肌肉丰厚，肩背宽广，髀腹匀称，手足偏小，大步流星，性如炎火。南火为心，洛书后天八卦位属离卦，心为阳脏，而主通明，为阳中之阳。王老认为火形体质多惠于火，故才思敏捷，善学易受，注重细节，认知清晰；亦伤于火，病位多在心、肝、肾。

幼年时期，知觉未开，见闻易动，心常有余，故以心火亢盛、热扰心神之证多见。临床表现为面红好动，易喜易惊，心神怯弱，悸动不安，舌破生疮，溲黄便干等。方选白虎汤、导赤清心汤等清心导赤、宁心安神之剂。成年时期，重义轻财，心直性躁，内炽于心，子病及母，循经灼肝，故以心肝火旺之证多见。临床表现为烦躁易怒，失眠心悸，关节酸痛，头痛头胀，牙痛便秘等。方选竹叶石膏汤、导赤散等清心泻肝、平心定志之剂。老年时期，肾阴亏虚，水不济火，虚阳妄动，故以心肾阴虚之证多见。临床表现为视物不清，头晕耳鸣，心慌惊悸，腰酸腿软，夜寐多梦，五心烦热，潮热盗汗等。方选天王补心丹、地黄饮子、交泰丸等育阴潜阳、交通心肾之剂。

（3）土形体质

一般而言，形体敦实，面圆头大，肤色偏黄，肩背丰满，手足多肉，腹壁肥厚，两腿壮实，步履稳重，性静利人，如土稼穑。中土为脾，洛书后天八卦位属正中，脾为孤脏，中央土以灌四旁，为阴中之至阴。王老认为土形体质多惠于土，故内心安定，待人真诚，善助喜朋，不喜权势，行事专注，想象力丰富；亦伤于土，病位多在脾、胃、心。

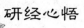

幼年时期，五脏六腑，成而未全，全而未壮，谷气未充，脾常不足，易伤乳食，故以脾胃虚弱、气化失运之证多见。临床表现为恶心呕吐，胃纳不香，腹痛便溏，完谷不化等。方选保和丸、参苓白术散、七味白术散、小建中汤等健脾消食，和胃温中之剂。成年时期，一则性达体胖，形厚气虚，周流难行，升降失司，则水湿潴留，久而化火生痰，故以脾气虚弱、湿热痰瘀之证多见。临床表现为胃纳不香，脘腹痞满，困重肢肿，甚则面肤垢亮，皮肤湿疹，脚丫湿气，溲黄异臭等。方选降浊合剂（生黄芪、决明子、薏苡仁、生扁豆、鸡内金、生山楂、生麦芽、苍术、丹参、绞股蓝、怀山药、葛根）、三仁汤等健脾化湿、清热化瘀之剂。二则脾虚失运，输布失常，后天失养，化源不足，故以气血两虚之证多见，临床表现为神疲乏力，面色少泽，肌肉松弛等。方选八珍汤、十全大补汤等益气养血、滋养化源之剂。老年时期，化源亏乏，心失所养，脾气衰弱，升举无力，清阳不升，气坠于下，故以心脾两虚、中气下陷之证多见。临床表现为头目失华，气短懒言，神倦肢困，脘腹坠胀，失眠心慌，大便溏薄等。方选归脾汤、补中益气汤、人参养荣丸等补益心脾、补中益气之剂。

（4）金形体质

一般而言，形体瘦小，面方鼻直，唇薄口阔，肤色偏白，肩背较宽，四肢清瘦，腹小足小，金性坚硬，亦可从革。西金为肺，洛书后天八卦位属兑卦，肺主行水，输布水泽，通调水道，若雾露之溉，为阳中之阴。王老认为金形体质多惠于金，故人多机智，动作敏捷，富有远见，善于表达，行事谨慎，条理清晰，乐观好奇，接受力强；亦伤于金，病位多在肺、脾、肾。

幼年时期，肺脏娇嫩，腠理未固，易感外邪，故以肺卫不固、外感时邪之证多见。临床表现为鼻塞流涕，咽干涩痛，咳嗽咳痰，自汗畏寒等。方选桑菊饮、银翘散、补肺汤（人参、黄芪、桑白皮、紫菀、熟地黄、五味子）、玉屏风散、苍耳子散（苍耳子、望春花、白芷、蒲公英、鱼腥草、薄荷）等补肺益气、祛邪固表之剂。成年时期，工作投入，行事谨慎，忧思伤脾，母病及子，肺气亏少，故以肺脾气虚之证多见。临床表现为易感时邪，胸闷喘咳，短气乏力，食欲不振，面白无华，皮肤风疹等。方选六君子汤、参苓白术散等健脾助运、补土生金之剂。老年时期，呼吸功能衰退，肺为气之主，肾为气之根，肺气亏虚，影响肾气，不主摄纳，气不归原，故以肺肾两虚之证多见。临床表现为咳嗽无力，呼多吸少，动则尤甚，腰膝酸软，下肢浮肿等。方选金匮肾气丸、金水六君煎、生脉散合六味地黄丸等补肾益肺、纳气归原之剂。

（5）水形体质

一般而言，形体矮胖，头大腮宽，肤色偏黑，小肩大腹，腰臀稍大，指短发密，喜动多变，若水润下。北水为肾，洛书后天八卦位属坎卦，肾者水脏，主津液，为阴中之阴。王老认为水形体质多惠于水，故机智灵巧，善辩好动，富有灵感，酷爱自由；亦伤于水，病位多在肾、肝、脾、肺。

幼年时期，气血未充，肾气未固，筋骨难成，故以肾精不足、肾气不固之证多见。临床表现为毛发枯黄，稀疏易脱，齿久不固，肌瘦形瘠，夜间遗尿等。方选六味地黄丸、菟丝子散（菟丝子、鸡内金、肉苁蓉、牡蛎、附子、五味子）、缩泉丸等补肾益精、填精壮髓之剂。成年时期，

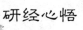

一水不胜二火，阴液亏虚，虚热内扰，故以肝肾阴虚之证多见。临床表现为头晕目眩，腰酸耳鸣，五心烦热，口渴咽干等。方选酸甘宁心汤（酸枣仁、淮小麦、青龙齿、茯苓、麦冬、百合）、一贯煎、三甲复脉汤等酸甘化阴、滋水涵木之剂。老年时期，年老肾亏，温煦无力，气化失常，虚寒内生，故以肺脾气虚、脾肾阳虚之证多见。临床表现为畏寒怕冷，腰膝冷痛，久泻久痢，全身水肿，小便不利等。方选右归丸、桂附八味丸、金匮肾气丸、济生肾气丸等健脾益肾、温阳益气之剂。

2. 病案举例

张某，男，76岁，渔民。初诊日期 2011 年 9 月 24 日。

主诉：反复双下肢浮肿，伴腹胀半年。

现病史：半年前无明显诱因，患者出现双下肢浮肿，按之没指，曾至宁波市某医院肾内科就诊，予以抗炎利尿药物治疗（具体用药不详），未见明显改善，故至宁波市中医院求中药治疗。

既往史：有高血压病史 9 年，平时口服安博维，血压控制尚可。另有前列腺肥大史，平素服用前列康，控制理想，饮食嗜咸。

刻下：下肢浮肿，按之凹陷，暮重昼轻，腹大胀满，按摩则舒，神疲乏力，四肢畏寒，腰酸冷痛，口渴不欲饮，胃纳尚可，便干如栗，努力难解，尿量减少，夜寐口角流涎。查体：形体矮胖，头大腮宽，发白肤黑，肩窄腹大，臀塌腰壮，为水形体质。舌苔薄白，舌质淡胖，脉沉迟。尿常规：白细胞（++），蛋白（++）。肾功能、B 超无明显异常。

中医诊断：水肿。证型：脾肾阳衰，水气不化。

治法：考虑患者属水形体质，年老发白，脾肾阳衰，予以温肾助阳，化气行水。方用济生肾气丸合黄芪防己汤加减。

处方：附子 6g（先煎），桂枝 10g，生地黄 30g，山药 30g，山茱萸 12g，茯苓 12g，牡丹皮 10g，泽泻 10g，车前子 30g（包煎），怀牛膝 20g，生黄芪 30g，防己 15g，肉苁蓉 30g。水煎服，7 剂。

二诊（2011 年 9 月 21 号）：服用上方 7 剂后，神稍振，大便稍软，腹胀稍缓。下肢浮肿，夜寐流涎，腰酸冷痛依然。自觉偶有胸闷心悸，胃纳可，尿短无力。舌苔薄白，舌质淡胖，脉沉细滑。考虑白露已过，鸿雁南飞，天气转凉，华盖居上，娇嫩易袭，恐患者脾肾阳虚日久，水气上犯，出现水邪凌心犯肺之重证。治宜泻肺纳肾，通阳利水，宁心安神。方用苓桂术甘汤合济生肾气丸加减，药用：桂枝 10g，茯苓 15g，白术 30g，甘草 8g，生地黄 30g，山药 30g，山茱萸 12g，牡丹皮 10g，泽泻 10g，车前子（包煎）30g，怀牛膝 20g，生黄芪 30g，防己 15g，柏子仁 30g。水煎服，7 剂。

三诊（2011 年 9 月 28 日）：服用上方 7 剂后，精神渐爽，胸闷心悸、夜寐流涎罢，下肢浮肿、腹胀显减，大便转畅，尿量增多。舌苔薄白，舌质淡红，脉沉细。考虑秋分已过，肺金渐亢，肺为脾之子、肾之母，恐燥邪伤肺灼津，肺失通调，脾失转输，肾失开阖。治宜润肺健脾，温阳利水。方用生脉散合济生肾气丸加减，药用：北沙参 15g，麦冬 20g，五味子 7g，桂枝 10g，生地黄 30g，山药 30g，山茱萸 12g，茯苓 12g，牡丹皮 10g，泽泻 10g，车前子 30g（包煎），怀牛膝 20g，柏子仁 30g。水煎服，7 剂。

四诊（2011 年 10 月 5 日）：药后，诸症悉减，神振寐

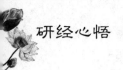

安。舌苔薄白，舌质淡红，脉细。寒露将近，秋意渐浓，西金当道，药证合拍，治法得当，守方继服，以固其效。随访3个月诸症均未见反复。

按：《灵枢·通天》云"天地之间，六合之内，不离于五，人亦应之，非徒一阴一阳而已也"，王老认为"五行体质"属于生物全息律的范畴，概而论之，是涵盖天人相应理论、藏象学说、中医诊断等多学科的自发全息律，这与邱幸凡、王庆其、杨化冰等提出的"内经全息论""人是全息元"观点有异曲同工之妙。"五行体质"自古医家多有涉猎，王老将其辑简舍繁，分龄而治，阶段用药，屡试屡验。

《素问·异法方宜论》曰："其民食鱼而嗜咸……鱼者使人热中，盐者胜血，故其民皆黑色疏理。"本案患者生于海边，作于水上，地势低平，海风凛冽，夹冷夹湿，禀受水气，食鱼嗜咸，久成水形体质。患者年逾古稀，此体质素体易脾肾亏损，又常居傍水，水乃阴邪，脾为阴土，系足太阴，阴邪客于阴经，则神疲乏力，四肢畏寒，下肢浮肿，按之凹陷，暮重昼轻，腰酸冷痛，脉象沉迟；脾失健运，气化不利，升降失司，则腹大胀满，按摩则舒；水停中焦，无以下达，则口渴不欲饮，夜寐口角流涎；嗜咸好盐，咸走血入肾，过则耗阴伤血，肠道失润，故便干如栗，努力难解；肾失开阖，脾失健运，而致膀胱气化无权，则尿量减少。综其症状，此乃脾肾阳虚，水气不化之证。予以温补肾阳、脾阳，以助化气行水之功。二诊因秋分日近，燥邪伤肺，患病日久，脾肾衰微，金水俱损，而致水失其道，上犯心肺，故出现胸闷心悸。予以泻肺纳肾、通阳利水、宁心安神之剂，以期上安心肺，下利小便之效。三诊时值西金渐浓，凉燥当季，予以润肺健脾、温阳利水之剂，以寓源远流长、标本兼顾之意。四诊虽诸症悉减，神振寐安，然水湿久留，真阳久遏，虽迭进温补之品，浊阴已消，然肾气久伤，恐诸症反复，继服上方，以固其效。

五行体质除了望形体之外，当四诊合参，重视三因制宜、整体观念，明辨体质，才能达到治病求本的目的。

3. 小结

王晖主任中医师一生精研《内经》，勤求古训，经方新用，药少功专，严于治教，桃李满园。王老认为，人体是具有一定形态、结构、生理功能的巨系统，具有强大的稳定性和变异性。临床上单一型体质较为少见，复杂型体质较为多见，即包括两种甚至两种以上的体质类型。详者穿凿难尽，简者阙略极疏，法如太极，其大无外，其小无内，故体质辨识是宏观把握健康状况，主观性较强，当遵循"自然－生物－心理－社会"四维医学模式，结合现代医学检查，综合辨识，防误杜漏，把握方向。吾尝问先生，医道三法，精通善用，谓之能医，然何谓良医？先生叹曰，良医非独一人耳，杏林之苑，同道相亲，若家人卦，上卦为风，下卦为火，贞风亮节，同心协力，才能薪火相传，良医乃成。

〔中华中医药学刊，2013，31（10）：2153-2155。

指导王晖，合作者陈靓、陈霞波、周开、龚文波等。〕

病机证治

《内经》眩晕病机十二条

眩晕是临床常见病证，其病机繁杂众多，并非现行高等中医统编教材所列的仅四种证型。笔者在研读《内经》的过程中体会到《内经》对眩晕的病机认识已较为全面，对目前临床仍有很大的指导意义。特将散见于各篇的有关内容整理归纳为以下十二条，并结合临床心得，补充其治法方药，以供参考。

1. 肝血不足

《素问·腹中论》"有病胸胁支满……目眩，时时前后血，病名为何？……病名血枯。此得之年少时，有所大脱血；若醉入房中，气竭伤肝，故月事衰少不来也"，病由失血、房劳。肝血不足，不能上荣头目，故眩晕；血虚肝体失柔，故胸胁支满。尚可兼见耳鸣多梦，肢体麻木，面色少华，唇甲淡白，舌质淡，脉弦细等症状。治拟养血柔肝，方如补肝汤。

2. 肝阳上亢

《素问·生气通天论》："阳气者，大怒则形气绝，而血菀于上，使人薄厥。"薄厥乃眩晕昏仆之病。病因情志伤肝，肝阳上亢，扰乱脑中气血，故眩晕昏仆。尚可兼见头痛耳鸣，面红目赤，急躁易怒，舌质红，舌苔黄，脉弦数等症。治拟平肝潜阳，方如镇肝熄风汤。

3.肝火上炎

《素问·六元正纪大论》："木郁之发……民病胃脘当心而痛，上支两胁，膈咽不通，食饮不下，甚则耳鸣眩转，目不识人，善暴僵仆。"此为七情内伤，肝郁犯胃，故胃痛胁胀，纳差泛恶；郁久化火上炎，扰乱脑窍，故眩晕耳鸣，昏仆强直。尚可兼见口苦目赤，舌质红，舌苔黄，脉弦数等症。治拟清肝泻火，方如龙胆泻肝汤。

4.肝阳虚馁

《素问·至真要大论》："厥阴之胜，耳鸣头眩，愦愦欲吐，胃膈如寒。"肝为厥阴之脏，易寒易热。若肝阳不足，则阴寒内盛，清阳之气不得温运于上，故眩晕耳鸣；肝寒犯胃，胃浊上逆，故愦愦欲吐，脘有冷感。尚可兼见形寒肢冷，头巅疼痛，舌苔白滑，脉弦迟无力等症。治拟温阳暖肝、降逆和胃，方如吴茱萸汤。

5.脑髓亏损

《灵枢·海论》："髓海不足，则脑转耳鸣，胫酸眩冒，目无所见，懈怠安卧。"脑为髓之海，脑髓资生于肾精。若肾精不足，则脑髓资生乏源而空虚，故眩晕耳鸣，视力减退，腰膝酸软。尚可兼见发脱齿拔，健忘恍惚，舌质淡，脉细弱或浮大而空等症。治拟补精益髓，方如河车大造丸。

6.阴阳失和

《灵枢·五乱》："清气在阴，浊气在阳，营气顺脉，

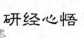

卫气逆行，清浊相干……乱于头，则为厥逆，头重眩仆。"人体阴阳本应各司其位，相互随和协调。若久病劳倦，年老体衰，导致肾中阴阳皆亏，阴阳僭越其位而失和，妨碍脑中气血的正常循行而成眩晕。尚可兼见头面烘热，汗出畏寒，腰酸耳鸣等。治拟温肾降火，调和阴阳，方用二仙汤（仙茅、淫羊藿、当归、巴戟天、黄柏、知母）。

7. 肾虚水泛

《素问·至真要大论》："胕肿骨痛阴痹，阴痹者按之不得，腰脊头顶痛，时弦……病本于肾。"肾者主水，肾阳虚衰，水湿泛滥则胕肿；肾虚督脉亦亏，故腰脊头顶痛，肾虚则骨失其主，则骨痛；肾虚水湿阻遏，清阳不升，故眩晕时作。尚可兼见形寒肢冷，舌质淡胖，舌苔白滑，脉沉迟无力等症。治拟温阳行水为主，方如济生肾气丸。

8. 肾阴亏损

《素问·厥论》："阴气衰于下，则为热厥……夫酒气盛而慓悍，肾气有衰，阳气独胜，故手足为之热也。"《素问·脉要精微论》："厥成为巅疾。"厥证主要症状是眩晕昏仆，手足发热。病因为饮酒太过，或房劳太盛而损伤肾阴。阴虚不能上滋脑窍心神，故眩晕昏仆；阳虚则热，故手足发热。尚可兼见耳鸣健忘，腰膝酸软，男子遗精，女子经少经闭，舌红，脉细数等症。治宜滋阴降火，方如知柏地黄丸。

9. 心火亢盛

《素问·至真要大论》："时眩仆……胸腹满，手热时挛，腋肿，心澹澹大动，胸胁胃脘不安，面赤……病本于心。"本证多为七情内伤，或六气郁而化火所致。心火亢盛，上扰脑窍，故眩晕时作，甚则昏仆；火盛则手热腋肿面赤；心火扰动心神则心澹澹大动；气机郁滞则胸腹满。尚可兼见失眠，口舌生疮，尿赤灼热，舌红脉数等症。治拟清心泻火，方如《金匮》泻心汤。

10. 心阳不振

《素问·至真要大论》："心胃生寒，胸膈不利，心痛痞满，头痛善悲，时眩仆。"病因心阳不振，阳虚寒凝，痹阻气血故心痛痞满，头痛善悲；阳虚不得温运气血于脑窍，故眩晕时作，甚则昏仆。尚可兼见心悸不安，形寒肢冷，舌质淡紫，舌苔白滑，脉迟弱或结代。治拟温补心阳，方如保元汤。

11. 心肺气虚

《灵枢·口问》："上气不足，脑为之不满，耳为之苦鸣，头为之苦倾，目为之眩。"其中"上气"为心肺之气。《灵枢·大惑论》曰："上气不足，下气有余，肠胃实而心肺虚。"病因心肺气虚，不能将五脏之精气上注脑窍所致。尚可兼有胸闷心悸，干咳短气，动则更甚，乏力自汗，舌质淡，脉细或结代等症。治拟补益心肺，方如参苓白术散。

12. 瘀血内阻

《灵枢·厥病》："头痛……有所击堕，恶血在于内。"《素问·四时刺逆从论》："涩则病积，善病巅疾。"巅疾，头痛眩晕之意。病由外伤跌仆，或各种内伤瘀血，阻塞脑窍血络，气血不畅，故头痛眩晕。尚可兼见痛有定处，舌质紫暗或有瘀斑，脉涩等症。治拟化瘀通窍，方如通窍活血汤。

综观上述，《内经》对眩晕的病机，有比较全面的认

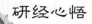

识。眩晕一证具有多属肝，多属虚的二大特点。五脏中最易引起眩晕者为肝，故《素问·至真要大论》有谓："诸风掉眩，皆属于肝。"眩晕以虚证为多，上述十二条病机有八条属虚。这与目前临床仍十分相符。不足的是，《内经》尚无明确提及痰浊眩晕的病机。若能将此收录在内，则眩晕的病机已基本完备。

〔四川中医，1993，11（11）：3-4。〕

❈ 内伤发热证治 ❈

1. 病因病机

《素问·调经论》曰："夫邪之生也，或生于阴，或生于阳，其生于阳者，得之风雨寒暑，其生于阴者，得之饮食居处，阴阳喜怒。"其中，前者指外感病，后者为内伤病。内伤发热的病因属于后者，具体有如下几种：

（1）饮食偏嗜

《素问·阴阳应象大论》曰："水谷之寒热，感则害于六腑。"饮食有寒热之性，若过食肥甘辛热，则易助阳，致阳气亢盛而发热，即"阳盛则外热"（《素问·调经论》）；又易酝酿中焦湿热而发热；再则易于伤阴而阴虚发热，即"阴虚则内热"（《素问·调经论》）。正如《素问·异法方宜论》举例所说："鱼者，使人热中。"

（2）饮酒太过

酒性温热，过多饮酒易使脾胃积热，湿热内生而发热；亦可灼伤肾阴而阴虚内热。《素问·厥论》曰："夫酒气盛而慓悍，肾气有衰，阳气独胜，故手足为之热也。"其中

"肾气"，即含肾阴之意。

（3）药物损伤

药性有寒热温凉之分。若药不对证，使脾胃受损，气血生化乏源，导致气血亏损发热，故《素问·腹中论》曰"夫热气慓悍，药气亦然，二者相遇，恐内伤脾"；或阳复太过而阳盛发热；或阴液受损而阴虚内热。

（4）房事不节

房劳过度，肾之精气耗伤，精气亏则阴阳无以化生而俱虚，阴阳俱虚则失其和调之机而现发热之变，即《素问·厥论》所谓"此人必数醉若饱以入房……故热遍于身，内热而溺赤也。"

（5）禀赋薄弱

素体先天不足，精血亏损，易使阴阳失调而发热。如《灵枢·五变》曰："人之善病寒热者，何以候之？……小骨弱肉者，善病寒热。"骨由肾所主，骨小者即肾藏精不足也。

（6）七情内伤

伤于七情，人体气机逆乱致郁，郁久化热而发热。如《素问·五脏生成》曰："惊，有积气在胸中，喘而虚，名曰肺痹，寒热。"盖因肺主气，气郁故曰肺痹，并且与心肝关系亦甚密切。

（7）瘀血内阻

跌仆外伤致瘀，或气滞不得运血致瘀，或气虚运血无力致瘀，或血证出血致瘀，皆由瘀阻而发热。《素问·气穴论》曰："荣卫稽留，卫散荣溢，气竭血著，外为发热，内为少气。"张景岳注云："著，留滞也，血著于经，故为发热。"

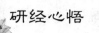

（8）劳倦过度

《素问·举痛论》认为"劳则气耗"，即劳动过度，气耗于外而成气虚发热。《素问·调经论》曰："有所劳倦，形气衰少，谷气不盛，上焦不行，下脘不通，胃气热，热气熏胸中，故内热。"其他原因所致的气虚亦属本证。

（9）营血不足

妇人漏下、血证出血、脾虚生血不足，皆能致营血不足。营血属阴，营虚阴亦亏，则阳浮发热。《灵枢·寿夭刚柔》曰："营之生病也，寒热少气，血上下行。"其中之寒，并非表邪恶寒，乃血虚致寒。

此外，外感发热之后，邪热虽祛，但脏腑受损而发热，亦属内伤发热的病因病机之一。

2. 内伤发热的治疗方法

（1）滋阴退热法

滋阴退热法用于阴虚发热，以午后发热、五心烦热、舌红舌苔薄黄或光剥、脉细数为主症。《素问·至真要大论》曰："诸寒之而热者取之阴。"意即对阴虚发热宜甘寒滋养，避用苦寒直折。方如《证治准绳》清骨散，并以五脏阴虚之差异，予相应加减。

（2）甘温除热法

甘温除热法用于气虚发热，以身热微汗、短气乏力、舌质淡、舌苔薄白、脉细弱为主症。据《素问·阴阳应象大论》"劳者温之""热因热用"，用甘温补气以除热，方如《脾胃论》补中益气汤。

（3）潜阳降火法

潜阳降火法用于阳盛发热，以身热烦躁、轻劲多动、面红目赤、舌红，苔黄、脉弦数为主症。《内经》有生铁落饮一方。生铁落气寒而质重，不但能潜阳安神治狂证，而且尚能潜阳降火治阳盛发热。若热甚者，可选加栀子、黄连、木通等苦寒降火之品。

（4）养血退热法

养血退热法用于血虚发热，以发热时止时作、眩晕心悸、面色㿠白、舌淡苔白、脉细弱为主症。本法依据"诸寒之而热者取之阴"，因其中之阴亦含营血故也，方如《内外伤辨惑论》当归补血汤。

（5）填精退热法

填精退热法用于精亏发热，以身热下肢为甚、腰膝酸软、眩晕而空、舌淡苔白、脉沉细为主症。《素问·阴阳应象大论》云"精不足者补之以味"，用甘平厚味填精之品，方如验方龟鹿二仙胶（龟板、鹿角、枸杞子、人参）。

（6）疏肝清热法

疏肝清热法用于气郁发热，以身热心烦、胸胁胀闷、情绪不佳时身热明显、舌边尖红、苔薄黄、脉弦数为主症。据《素问·至真要大论》云"疏其血气，令其条达""热者寒之"立法，以疏肝理气、苦寒清热并举，方如《医统》丹栀逍遥散。

〔中医函授通讯，1992，11（2）：7。〕

脑气亏虚的证治

脑为奇恒之腑，脑气亏虚是脑病的常见证型。由于传统的中医藏象学说，将有关脑的生理和病证多分别归属于五脏，因而很少有独立的脑腑定位的辨证和治法，缺乏脑

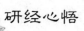

病治疗的针对性，影响临床疗效。脑气亏虚的证治亦是如此。有鉴于此，本文试就脑气亏虚的证治，作一浅论。

1. 脑气的生理

脑气，是指脑的功能活动。脑具有主神志的生理功能。脑主神志，包括脑主感觉运动等一般神志活动以及主意识、思维、记忆等高级神志活动。王宏翰《医学原始》所谓"耳目口鼻聚于首，最显最高，便于接物，耳目口鼻所导入，最近于脑，必以脑先受其象而觉之，而寄之，而存之也"，阐述了人体通过耳目口鼻等感官接触外界事物，将所得信息内传入脑形成感觉、意识、思维并具储存记忆的功能。赵彦晖《存存斋医话稿》卷上第二十条所谓"脑散动觉之气，厥用在筋"，则说明了脑主人体运动的功能。明·李时珍"脑为元神之腑"，清·王清任"灵机记性不在心在脑"的论述，更明确地揭示了脑主高级神志活动的生理功能。所谓心主神志，实质上是脑主神志，心仅主血脉而已。

脑气主要由脑髓化生，因脑为髓之海，髓汇集而成脑；中焦脾胃化生的气血津液，通过心脉的温运而资充濡养于脑，成为脑气的另一来源。脑气的功能特点以下降为主。脑气的下降，对五脏六腑的阴阳气血起着调节控制作用。若脑气逆乱不降，不但神志失主，而且亦影响脏腑的功能活动。

脑气虽是人体五脏功能活动的中枢，但要保持其正常功能，必须依赖肾精的生髓填充、肝主疏泄的调畅气机、肺主气的宣布、脾主运化的资生、心主血脉的温运。任何一脏的功能失调均将导致脑气功能失常。

2. 脑气亏虚的病理特点

脑病有虚、实之分，脑气亏虚是脑病的虚证之一。早在《内经》已有脑气亏虚的论述。《灵枢·口问》曰："故上气不足，脑为之不满。"《灵枢·海论》曰："脑为髓之海……髓海有余，则轻动多力，自过其度；髓海不足，则脑转耳鸣，胫酸眩晕，目无所见，懈怠安卧。""髓海不足"系脑髓不足，脑气化生乏源使然。

脑气亏虚的成因多端，诸如七情伤神、劳倦伤气、跌仆伤脑、外邪犯脑、年老体衰皆能导致脑气亏虚，从而出现一系列头部本身病变症状和神志失主症状。头部本身病变症状可见如眩晕头痛，耳鸣目花等。神志失主症状又有肢体运动异常和记忆、思维、意识异常二大系列，肢体运动异常类有肢体软瘫、口眼歪斜、语言蹇涩、头摇肢颤、步履困难等，记忆、思维、意识异常类有健忘多梦、反应迟钝、智力减退、神识错乱、晕厥昏迷等。这些症状可见于现代医学的脑血管硬化、震颤麻痹、脑萎缩、脑血管意外、癫痫、神经官能症、老年性痴呆、低颅压综合征、脑炎后遗症、颅脑外伤等多种疾病。

脑气亏虚的病变具有虚实兼存的病理特点，具体表现在：其一是易致瘀，脑中血络丰富，血运恒多，气虚则血运无力而瘀滞；其二是易生痰，津液随气滋润脑髓，气虚则不能运布津液而凝滞成痰；其三是易动风，脑气亏虚不能支配肢体的正常活动，常出现头摇肢颤、抽搐偏瘫等内风症状，此风易窜居筋络而难以平息。掌握这些病理特点，对临证是很有必要的。

3. 脑气亏虚证的诊断

脑气亏虚证是指原发病变部位在脑，首先表现为脑功能失常的病证。五脏疾病导致的脑气亏虚不属本证范围，仅属五脏病证中的兼证。脑气亏虚证的诊断要点首先是具

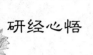

有人体气虚的一般症状，诸如倦怠乏力、面色㿠白不华、舌质淡或淡胖、有齿印、舌苔薄白不腻、脉细弱或浮大而空；其次是脑部病变的特异症状，包括脑失温煦的头部本身病变症状和神志失主的肢体运动异常及记忆、思维、意识异常症状，其症状已如上述。

对脑病和五脏病变合并存在的患者，其鉴别点除病因外，主要视其特异症状出现的迟早。举例来说，若肾精亏损所致的脑气亏虚，必先有腰膝酸软，阳痿遗精，小便失常等肾病症状；若心气不足、心血瘀阻所致者，必先有心悸短气、胸闷胸痛、脉结代等心病症状。反之，若先有脑病症状，后现五脏病症，则可诊断为脑气亏虚证，这对治疗用药是至关紧要的。

4. 脑气亏虚证的治疗

甘温补气是脑气亏虚证的治疗大法。常用药物有黄芪、人参、党参、白术、炙甘草、五味子、酸枣仁、灵芝、何首乌等。其中黄芪甘温主升走上，最宜补益脑气，为脑气亏虚的首选之品，其剂量可重用至半斤。若脑气亏虚至外脱衰竭时，宜独参汤峻补脑气，其他补益脑气药性味平和，可酌情选用。

由于脑气亏虚具有易因虚致实、虚实兼存的病理特点，因而临床很少单纯使用补益脑气法，常与其他治法合并使用。这些治法主要有如下几种：

（1）合用活血化瘀

脑气亏虚、脑络瘀滞型可合用活血化瘀法。凡脑气亏虚日久，不管体表瘀血体征的有无，皆宜合用活血化瘀法。药如当归、川芎、红花、桃仁、赤芍、丹参等，但避免使用破血化瘀之峻品，否则有更耗脑气之弊，方如王清任补阳还五汤。

（2）合用化痰开窍

脑气亏虚、痰阻脑窍型可合用化痰开窍法。症兼眩晕如旋转状，昏睡呆滞，痰鸣干呕，舌苔白腻，脉兼滑象等。药如半夏、陈皮、茯苓、积实、石菖蒲、远志、胆南星、海浮石等，方如《证治准绳》十味温胆汤。

（3）合用填精益髓

脑气亏虚、髓海不足型可合用填精益髓法。该证多见于老年、幼儿。症兼眩晕而空，形体消瘦，步履困难，腰膝酸软。药如熟地黄、枸杞子、山茱萸、鹿角胶、肉苁蓉、补骨脂、紫河车等，方如王清任可保立苏汤。

（4）合用通络息风

脑气亏虚、气虚动风型可合用通络息风法。凡脑气亏虚，虚风内动者，皆可用之。药如天麻、地龙、全蝎、僵蚕、蜈蚣等，方如《兰台轨范》钩藤饮。

（5）合用辛香通窍

脑气亏虚、气滞脑窍型可合用辛香通窍法。证兼眩晕头痛顽固不愈，颈项强几麻木，前额胀满。盖脑中气机因虚致滞，仅补其气，不足以疏通已滞之气机。脑为清窍，通常疏理气机药如香附、木香等难达病所，宜用辛香通窍药，如羌活、白芷、蔓荆子、川芎、桂枝等，以直达脑窍，疏通气机。本类药物用量宜轻，否则有耗气之弊。方如《千金要方》羌活补髓丸。

（6）合用降逆顺气

脑气亏虚、肝胃气逆型可合用降逆顺气法。此型由脑气因虚不降，肝胃气机失其制约而上逆使然。症兼头昏而

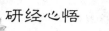

胀，胸胁胀满，善太息，频嗳气，心情急躁易怒。药如龙骨、牡蛎、代赭石、旋覆花、半夏、陈皮、香附等，方如张仲景旋覆代赭汤。

（7）合用养血安神

脑气亏虚、脑血不足、神志失宁型可合用养血安神法。症兼眩晕遇劳明显，口唇爪甲淡白，心绪不宁，入睡困难，多梦易惊等。药如当归、熟地黄、白芍、阿胶、夜交藤等，方如《太平惠民和剂局方》人参养荣汤。

以上七法，或可单一与补益脑气法合用，或可数法并用，贵在随机应变，灵活运用。

5. 验案举例

（1）脑气亏虚兼精亏动风案（原发性癫痫）

何某，男，23 岁。初诊日期：1986 年 11 月 24 日。

患者突发意识丧失伴全身抽搐反复发作近 2 年。西医诊断为"原发性癫痫"，口服苯妥英钠能减少发作次数。近 2 个月来患者每 10 天左右发作 1 次，发作时突发仆倒，昏不知人，抽搐吐涎，小便失禁，历数分钟自止。患者平素伴有神疲乏力，胃纳不佳，腰膝酸软，遗精每 3 ~ 5 天 1 次，形体消瘦，面色苍白，舌质淡，舌苔薄白，脉弦细。辨证为脑气亏虚，肾精不足，虚风内动。治拟补益脑气，填养肾精，息风止痉。方以可保立苏汤加减：

黄芪 30g，党参 20g，白术 10g，山茱萸 10g，枸杞子 12g，炙甘草 6g，补骨脂 10g，天麻 15g，全蝎 3g，杜仲 12g，白芍 12g，酸枣仁 12g，紫河车 6g（焙干研粉，分 2 次吞服）。

服用 7 剂后癫痫未作，上方去紫河车，加鹿角胶 10g

烊冲以填精益肾，再服 7 剂，并嘱停服苯妥英钠。再诊时自诉癫痫未作，精神已振，遗精减少，以上方为主，随症加减，连服 50 余剂而愈。

（2）脑气亏虚兼肝胃气逆案（低颅压综合征）

梁某，女，44 岁。初诊日期：1990 年 10 月 18 日。

患者半月前因头痛去当地医院求诊，经脑脊液腰穿检查后确诊为"低颅压综合征"，经西医住院治疗 10 天，症状缓解出院。但出院后第 3 天又感头痛，遂求诊于中医。证见头痛以站立和端坐时发作，平卧后缓解，伴有眩晕头昏、神疲乏力、泛恶纳差、心胸烦闷，无恶寒发热，无呕吐，舌苔薄白腻，舌质淡，脉弦细。辨证为脑气亏虚，肝胃气逆。治拟补益脑气，降逆顺气。方以旋覆代赭汤加减：

旋覆花 12g（包煎），代赭石 30g（先煎），龙骨 20g（先煎），牡蛎 30g（先煎），姜半夏 10g，党参 30g，白术 12g，黄芪 30g，川芎 6g，绿萼梅 5g，五味子 5g，炙甘草 5g，香附 10g。

服药 3 剂后，诸症略有好转。原方续服 5 剂，诸症基本消除。后在原方基础上去代赭石、龙骨、牡蛎之降逆，加枸杞子 10g，当归 6g，以养血柔肝，再服 5 剂而愈。随访半年未发。

（3）脑气亏虚兼脑气阻滞神志失宁案（结核性脑炎后遗症）

赵某，男，29 岁。初诊日期：1985 年 9 月 21 日。

患者 2 年前患"结核性脑炎"，经住院治疗而愈。但此后遗留头痛眩晕，每以劳累后加重。曾服中药杞菊地黄丸、镇肝熄风汤、半夏白术天麻汤、归脾汤等方剂加减而无明显疗效。症见前额发胀，颈项强几不适，精神不振，心悸

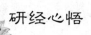

胆怯，健忘多梦，舌质淡胖，舌苔薄白，脉细弱。辨证为脑气亏虚，因虚致滞，兼脑血不足，神志失宁。治拟补益脑气，辛香通窍，养血安神。方以人参养荣汤加减：

党参15g，黄芪20g，当归10g，熟地黄20g，川芎6g，肉桂5g，白芍10g，白术10g，五味子5g，酸枣仁10g，鸡血藤30g，枸杞子10g，白芷6g，蔓荆子10g，葛根15g。

服药5剂，症状明显减轻。遂以上方随症加减，共服药20余剂而诸证消失。

〔贵阳中医学院学报，1994，16（1）：4-6。合作者裴黎明。〕

《内经》咳嗽病机探讨

咳嗽，是临床常见病证。《内经》对本证已有较为全面的论述。现将分散于《内经》各篇的有关咳嗽的病因病机作一整理探讨，并补充治法方药，以指导临证施治。

1.外感咳嗽

（1）风寒束肺

《素问·玉机真脏论》曰："今风寒客于人……病入舍于肺，名曰肺痹，发咳上气。"此为外感风寒，闭阻肺气，肺气失宣致咳。症见咳嗽气急，咯痰稀薄色白，伴恶寒微热，头痛肢楚，舌淡红，苔薄白，脉浮紧。治拟疏风散寒，宣肺止咳。方如麻黄汤加味。

（2）风热犯肺

《素问·六元正纪大论》曰："温病乃起，其病气怫于上，血溢目赤，咳逆头痛。"此为风热犯肺，肺失宣降致咳。症见咳嗽气粗，痰黏难咯，伴身热恶风，或咽痛口渴，舌质偏红，苔薄黄，脉浮数。治拟疏风清热，宣肺化痰。方如桑菊饮加减。

（3）寒饮阻肺

《素问·至真要大论》曰："太阴司天，客胜则胸中不利，出清涕，感寒则咳。"此乃肺脾宣布津液失常，积饮内停胸肺，复因寒邪入侵，寒饮阻滞肺气致咳。症见咳嗽，咯痰稀白量多，恶寒肢冷，舌质淡，舌苔薄白腻，脉弦迟。治拟温肺散寒，化痰止咳。方如小青龙汤加减。

（4）温燥袭肺

《素问·六元正纪大论》曰："终之气，燥令行，余火内格，肿于上，咳喘，甚则血溢。"此为外感温燥，肺失清润致咳。症见咳嗽少痰，恶风发热，鼻咽干燥，甚则痰中鲜红，舌质红，舌苔薄黄而干，脉细略数。治拟清热润肺，化痰止咳。方如桑杏汤加减。

（5）凉燥伤肺

《素问·六元正纪大论》曰："金郁之发……大凉乃举……燥令以行……民病咳逆。"此为深秋凉燥伤肺，肺失润降致咳。症见干咳无痰，恶寒头痛，口鼻干燥，舌苔薄白而干，舌质淡，脉细弱。治拟辛润理肺，化痰止咳。方如杏苏散加减。

（6）湿邪滞肺

《素问·生气通天大论》曰："秋伤于湿，冬生咳嗽。"此为外湿内侵，滞阻肺气，肺失宣降致咳。症见咳声重浊不扬，痰多黏稠，胸闷身重，口渴不欲饮，纳呆口黏，大便黏滞不爽，舌苔白腻，舌质淡红，脉滑。治拟宣肺利湿，化痰止咳。方如三仁汤加减。

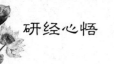

（7）热毒蕴肺

《素问·六元正纪大论》曰："病热郁于上，咳逆呕吐，疮发于中，胸嗌不利，头痛身热，昏愦脓疮。"此为热毒之邪外侵，蕴结肺脏，肺脏受损致咳。症见咳嗽发热，咯痰黄稠或有脓血，舌质红，舌苔黄腻，脉洪数。治拟清热解毒，化痰理肺。方如千金苇茎汤合五味消毒饮加减。

（8）暑热灼肺

《素问·气交变大论》曰："岁火太过，炎暑流行，金肺受邪，民病……咳喘。"此为夏秋暑热外侵，熏灼肺气致咳。症见夏秋高热，咳嗽气喘，口渴引饮，舌红，舌苔黄燥，脉洪数。治拟清暑生津，润肺止咳。方如白虎汤合麦门冬汤加减。

（9）胃寒上冲

《素问·咳论》曰："其寒饮食入胃，从肺脉上至于肺则肺寒，肺寒则内外合邪，因而客之，则为肺咳。"此为寒冷饮食伤胃，胃寒上冲肺气致咳。症见伤食受凉后咳嗽少痰，脘腹冷痛，舌苔薄白腻，舌质淡，脉紧。治拟温中散寒，宣肺止咳。方如射干麻黄汤加减。

（10）风水泛滥

《素问·气交变大论》曰："岁水太过，寒气流行，邪害心火，民病身热……甚则腹大胫肿，喘咳，寝汗出，憎风。"此为风寒外侵，肺失通调水道，形成风水泛滥致咳。症见咳嗽少痰，面目肢体浮肿，汗出恶风，舌苔薄白腻，舌质淡红，脉浮。治拟祛风行水，宣肺止咳。方如越婢加术汤加桔梗、杏仁、前胡等。

2. 内伤咳嗽

（1）肺气不足

《素问·玉机真脏论》曰秋脉"不及则令人喘，呼吸少气而咳"，此为内伤气虚，肺气不足致咳。症见咳嗽声低，气喘动则尤甚，咯痰稀薄量少，舌苔薄白，舌质淡，脉细弱。治拟益气敛肺，化痰止咳。方如补肺汤加减。

（2）肺气郁滞

《灵枢·经脉》曰"是主肺所生病者，咳，上气喘喝，烦心胸满"，此为情志所伤，气机郁滞，肺失肃降致咳。症见咳嗽气喘，胸廓胀满，每因情志不佳而诱发，舌苔薄白，舌质淡红，脉弦滑。治拟理气肃肺，化痰止咳。方如五磨饮子合半夏厚朴汤加减。

（3）痰热壅肺

《素问·刺热论》曰："肺热病者……热争则咳喘，痛走胸膺背。"此为素体痰热蕴盛，壅结于肺致咳。症见咳嗽气粗，咯痰黄稠，舌质红，舌苔黄腻，脉滑数。治拟宣肺清热，化痰止咳。方如麻杏石甘汤加减。

（4）肺阴亏损

《素问·至真要大论》曰："咳衄嗌塞，心膈中热，咳不止而白血出者死。"此为热伤肺阴，阴虚肺燥致咳。症见干咳少痰，五心烦热，或咯血鲜红，舌苔光剥，舌质红，脉细数。治拟养阴润肺，化痰止咳。方如百合固金汤加减。

（5）心阳不振

《素问·六元正纪大论》曰："其病关闭不禁，心痛，阳气不藏而咳。"此为内伤心阳，心阳不振，失于温通肺脉而致咳。症见咳嗽，咯痰清稀量少，胸闷心悸，或胸膺隐

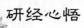

痛，形寒肢冷，舌苔薄白，舌质淡胖，脉沉迟。治拟温通心阳，化痰止咳。方如瓜蒌薤白桂枝汤合二陈汤加减。

（6）心血瘀阻

《素问·脉解论》曰："所谓咳而有血者，阳脉伤也。阳气未盛于上而脉满，满则咳。"此为情志所伤，气机受郁，日久心血瘀滞，导致肺气不利而咳。症见咳嗽少痰，胸闷心悸，口干不欲饮，甚或痰中带血，舌苔薄白，舌质紫黯，脉涩。治拟活血化瘀，肃肺止咳。方如血府逐瘀汤加苏子、浙贝。

（7）心火上炎

《素问·咳论》曰："心咳之状，咳则心痛，喉中介介如梗状。"此为心阴不足，心火上炎，移热于肺致咳。症见咳嗽少痰，心胸隐痛，喉部干涩，心烦少寐，舌尖红，舌苔薄黄，脉数。治拟清心养阴，利咽止咳。方如天王补心丹加减。

（8）木火刑金

《素问·咳论》曰："肝咳之状，咳则两胁下痛。"此为肝郁化火，肝火犯肺致咳。症见咳嗽剧烈，两胁满痛，面红目赤，心烦易怒，舌质红，舌苔薄黄，脉弦滑。治拟清肝泻火，肃肺止咳。方如龙胆泻肝汤加浙贝、天竺黄。

（9）肝风上扰

《素问·至真要大论》曰："厥阴司天，客胜则耳鸣掉眩，甚则咳。"此为肝郁失柔，风阳内动，上扰肺气致咳。症见咳嗽少痰，眩晕耳鸣，胸胁胀闷，舌苔薄白腻，舌质红，脉弦滑。治拟平肝息风，泻肺止咳。方如镇肝熄风汤合泻白散。

（10）脾气亏虚

《素问·痹论》曰："脾痹者，四肢懈惰，发咳呕汁。"此为内伤饮食，脾气受损，脾虚不能资充肺气致咳。症见咳嗽声低，少气乏力，纳差便溏，舌苔薄白腻，舌质淡，脉细弱。治拟健脾益气，敛肺止咳。方如参苓白术散加减。

（11）湿困脾胃

《素问·至真要大论》曰："太阴之复，湿变乃举，体重中满……饮发于中，咳喘有声。"此为湿浊中阻，脾失运化，水饮内停犯肺致咳。症见咳声重浊，咯痰量多，胃脘痞满，舌苔滑腻，舌质淡，脉濡。治拟燥湿健脾，化痰止咳。方如二陈汤合苓桂术甘汤加减。

（12）肾阴不足

《素问·示从容论》曰："咳嗽烦冤者，肾气逆也。"此为内伤肾阴，虚阳之气上浮扰肺致咳。症见咳嗽少痰，五心烦热，腰膝酸软，舌苔光剥，舌质红，脉细数。治拟滋阴养肾，润肺止咳。方如麦味地黄丸加减。

（13）阳虚水泛

《素问·脏气法时论》曰："肾病者，腹大胫肿，喘咳身重，寝汗出，憎风。"此为内伤肾阳虚衰，肾失主水，水停阻碍肺气致咳。症见咳嗽气促，腰腹以下水肿，畏寒肢冷，舌苔薄白腻，舌质淡胖，脉沉迟。治拟温阳利水，肃肺化痰。方如真武汤加半夏、厚朴等。

（14）膀胱失禁

《素问·咳论》曰："膀胱咳状，咳而遗溺。"此为病久膀胱气化功能受损，上不能协助肺之肃降及通调水道功能，进而肺气上逆致咳。症见咳嗽少痰，咳则遗尿，舌苔薄白

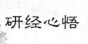

腻，舌质淡，脉细弱。治拟温阳化气，敛肺止咳。方如春泽汤加五味子、诃子等。

（15）大肠气滞

《素问·咳论》曰："大肠咳状，咳而遗矢。"此为饮食所伤，大肠气机受阻，影响互为表里的肺气功能而致咳。症见咳嗽气粗，腹胀肠鸣，大便时闭时泄，舌苔白腻，舌质淡红，脉弦滑。治拟理气通腑，肃肺止咳。方如五磨饮子加紫菀、款冬花、厚朴等。

（16）肠腑积饮

《素问·示从容论》曰："咳喘者，水气并于阳明也。"此为内伤气滞，脾失健运水湿，水饮积滞肠道，阻碍肺之肃降而致咳。症见咳嗽气粗，腹胀有振水声，大便干结，舌苔白腻，舌质淡红，脉滑。治拟化饮行水，肃肺化痰。方如己椒苈黄汤加紫菀、款冬花、苏子等。

（17）虫积致咳

《素问·咳论》曰："胃咳之状，咳而呕，呕甚则长虫出。"此为蛔虫寄生于内，阻滞体内气机，肺气上逆致咳。症见干咳无痰，面部虫斑，鼻孔至人中发红，脐周腹痛时作。治拟驱蛔杀虫。方如乌梅丸加槟榔、使君子等。

〔四川中医，1998，16（9）：8-9。合作者宋秋云。〕

肝咳证治举隅

肝咳，系指肝脏功能失调影响于肺而导致的咳嗽，属内伤咳嗽之一。其论述首见于《素问·咳论》："五脏六腑皆令人咳，非独肺也……肝咳之状，咳则两胁下痛，甚则不可以转，转则两胁下满。"历代医家对此虽有发挥，但缺乏全面的论述。笔者在临床中体会到肝咳有多种证治，若能辨证准确，每能获效迅速。现将临床较为常见的几种证治浅述于下。

1. 肝郁气滞致咳

本证咳嗽特点是咯痰量少稀薄，胸胁胀满，每以情志不畅时咳嗽加剧，脉弦。治法宜疏肝理气为主，佐以肃肺止咳。方用四逆散，加佛手、杏仁、枇杷叶、浙贝、全瓜蒌、苏子、桑白皮、青皮、陈皮等。

病例

顾某，女，56岁。1987年5月26日诊。

患者半年前因家庭不和，情志欠畅而出现咳嗽，夜间为甚，偶有呼吸急促，咳痰稀白量少不爽，胸胁胀闷，善太息，夜寐不安，急躁易怒，舌质淡红，苔薄白，脉弦滑。胸透提示肺纹理增粗。西医诊断为"慢性支气管炎"。经西药治疗未见明显疗效而转诊中医。辨证为肝郁气滞致咳。治用疏肝理气止咳法。

处方：柴胡、白芍、枳实、杏仁、佛手各10g，厚朴、桑白皮、栀子、浙贝各12g，甘草6g。

服药5剂，咳嗽减轻，以原方加减续服5剂而诸症悉除。

2. 肝火上炎致咳

本证咳嗽特点是呛咳阵作，咳则面目红赤，胸胁胀痛，咳痰白稠量少难出，咽干口苦，舌质红，舌苔薄黄，脉弦数。治以清肝降火为主，佐以泻肺止咳。方用黛蛤散合泻白散，加栀子、牡丹皮、竹茹、郁金、浙贝、黄芩等。

病例

张某，男，52岁。1988年10月22日诊。

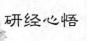

慢性支气管炎病史 5 年。2 月前患者与人争吵后咳嗽加剧，咳则声音气粗，面红目赤，胸胁胀痛，口苦而干，痰黏难咯，舌苔黄质红，脉弦滑数。辨证为肝火上炎致咳。治用清肝降火止咳法。

处方：青黛、蛤壳、地骨皮、桑白皮各 12g，栀子、牡丹皮、竹茹、浙贝、黄芩各 10g，郁金、天竺黄各 15g。

服药 5 剂，诸症明显减轻，原方加减续服 10 剂而咳嗽未作。

3. 肝风扰肺致咳

本证特点是咳嗽少痰，眩晕头胀，咽喉痒甚，肢体麻木，舌苔黄质红，脉弦滑。治疗宜镇肝息风为主，兼以化痰止咳。方用镇肝熄风汤加减，酌情加浙贝、竹茹、地龙、前胡、半夏等。

病例

孙某，男，66 岁。1992 年 3 月 21 日诊。

患者既往有高血压病史 5 年。1 周前，患者早晨起床后发现左侧口眼歪斜，面部麻木，并有咳嗽喉痒，口黏无痰，眩晕头胀，舌苔黄腻，舌质红，脉弦滑。查血压正常，肢体功能正常。辨证为肝阳化风，风中经络，上扰肺气。治疗宜镇肝息风止咳法。

处方：龙骨、牡蛎各 30g（先煎），白芍、玄参、怀牛膝、钩藤各 12g，浙贝、地龙、姜半夏、前胡、竹茹各 10g，甘草 6g，全蝎 3g。

5 剂后咳嗽消失。后用镇肝息风药治疗半月，面瘫基本痊愈。

4. 肝络瘀阻致咳

本证型特点是干咳无痰，口干不欲饮，胸胁刺痛，舌质紫黯或舌边瘀斑，脉弦涩。治疗宜疏通肝络以活血化瘀，兼用理肺止咳。方用复元活血汤加减，可酌情选用旋覆花、细辛、杏仁、红花、白芥子、丝瓜络、川贝等。

病例

金某，男，32岁。1990年9月21日诊。

患者反复咳嗽半年，无痰，右胸胁部隐痛如刺，曾作X线胸部摄片提示右肋膈角变钝，两肺纹理增粗，用中西药物间断治疗无效而来诊。舌质淡黯，舌苔薄白，脉弦涩。证属肝络瘀阻致咳。治拟疏通肝络止咳法。

处方：旋覆花15g（包煎），当归、桃仁、杏仁、白芥子、瓜蒌皮各10g，红花、细辛各5g，川贝粉3g（分吞）。

服药7剂而愈。

5. 肝经湿热致咳

本证特点是咳嗽咯痰黄稠量多，头身困重，胸胁胀满，口苦而黏，胃纳不佳，小便混浊，舌红苔黄腻，脉弦滑。治疗以清肝化湿为主，兼以降肺止咳。方用龙胆泻肝汤加减，可选加土茯苓、竹茹、白茅根、川贝等。

病例

徐某，男，52岁。1991年11月20日诊。

患者长年嗜好烟酒，全身湿疹此起彼伏。1年前患者因感冒发热，予静脉输液滴速过快引发急性肺水肿，经治疗后遗留咳嗽顽疾，累经中西药物治疗而效果不佳。症见咳嗽气促，咳痰黄稠量多，头昏而重，胸胁胀满，口苦而黏，小便短赤混浊，阴囊湿疹瘙痒，舌质红，舌苔黄腻，脉弦滑。辨证肝经湿热致咳。治拟清肝化湿止咳法。

处方：龙胆草、柴胡各6g，黄芩、车前子、当归、泽泻、姜半夏各12g，木通、竹茹各6g，土茯苓、鱼腥草各

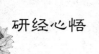

30g，川贝粉 5g（分吞）。

服药 5 剂，咯痰减轻，余症略减，以原方加减，续服 20 剂而愈。

6. 肝阳亏虚致咳

本证咳嗽特点是兼见形寒肢冷，懈怠乏力，忧郁胆怯，头痛隐隐，男性可见阴囊冷湿，舌质淡，舌苔白，脉弦弱等肝阳亏虚症状。治疗以温阳暖肝为主，兼以敛肺止咳。方用暖肝煎加减，可加用干姜、半夏、细辛、五味子等。

病例

黄某，女，56 岁。1990 年 11 月 26 日诊。

慢性支气管炎病史近 10 年。1 月前患者因惊吓后咳嗽症状加重。症见咳嗽气促，咳痰稀白量少，畏寒肢冷，胆怯易惊，夜不成寐，耳鸣如蝉，肢体麻木，遇风巅顶隐痛，腹胀便溏，舌质淡胖，舌苔薄白，脉弦细。辨证为肝阳亏虚致咳。治拟温阳暖肝止咳法。

处方：沉香、五味子、干姜、肉桂各 5g，当归、朱茯苓、姜半夏、乌药、枸杞子各 10g，罂粟壳、细辛各 3g。

服药 5 剂，咳嗽略减，原方去罂粟壳加煨诃子 10g。共服 15 剂，诸症缓解。

〔实用中医药杂志，1994，10（2）：38-39。〕

《内经》胃咳证治发微

胃咳是指因胃病及肺所引起的以咳嗽为主要临床症状的一类病证。胃咳病见于《内经》，《素问·咳论》曰："五脏六腑皆令人咳，非独肺也……胃咳之状，咳而呕。"胃咳与现代医学的胃食管反流性咳嗽相类似，是临床常见的慢性咳嗽之一。该病的诊断易与其他类型的咳嗽相混淆，且容易反复发作，治疗上有一定难度。笔者现从《内经》入手，结合多年的临证实践，将本病的辨治体会浅论如下。

1. 胃咳的病因病机

现代医学认为，胃食管反流性咳嗽是由于食管下段括约肌松弛，胃酸和其他胃内容物反流进入食管，刺激咽、喉、气管的咳嗽感觉器，或反流物微量吸入，刺激和损伤气管、支气管黏膜，引起以咳嗽为主要症状的临床综合征。这与成书于二千年前的《内经》中胃咳的论述比较吻合。

《内经》十分重视肺胃病变与咳嗽的关系，提出咳嗽的常见病机为"聚于胃，关于肺"（《素问·咳论》）。肺位居上焦，开窍于鼻，主气司呼吸；脾胃位居中焦，开窍于口，主饮食物受纳运化，口鼻相通。又因肺朝百脉、司宣降，胃为十二经气血之源，十二经皆禀气于胃而宣发于肺，肺胃络脉相连，同以下降为顺。若饮食内伤，胃失降浊而上逆，阻滞肺窍，扰乱肺气，则肺失宣肃而咳嗽。

胃咳的发病，笔者通过临床观察，认为常有如下几种情况：一是过食肥甘厚腻，嗜食烟酒辛辣之品，损伤脾胃，浊阴内聚而上逆致咳；二是七情所致，肝失疏泄，胃失和降，痰浊与滞气交结于咽喉，导致气道不利而咳；三是辛辣伤津，郁热伤阴，或过用辛温热药耗伤胃阴，致使胃失润降而上逆扰肺；四是久病中气受损，或疲劳伤气，导致脾胃虚弱，运化无力，胃失和降而挟肺气上逆；五是素体湿热内盛，复因饮食不当，导致湿热蕴结脾胃，胃浊上逆阻肺；六是气滞日久，瘀血阻于胃络，久而化热，导致瘀热互结胃腑，胃气上逆伤肺。凡此种种，其基本病机均为脾胃内伤，胃失和降，肺胃气逆。

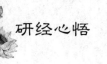

2. 胃咳的辨证要点

《内经》对胃咳的认识，包含脾咳和胃咳两类症状。《素问·咳论》中论述脾咳的症状是"咳则右胁下痛，阴阴引肩背，甚则不可以动，动则咳剧"，"脾咳不已，则胃受之，胃咳之状，咳而呕"。验之临床，胃食管反流性咳嗽的特点是干咳无痰或有少量白色黏痰，白天以咳嗽为主，平卧或进食后咳嗽明显，尤其是患者可骤然从深睡中惊醒剧咳，咳甚时或有恶心，咽喉如有物塞。若反流物吸入气管，易引起肺炎，甚至肺纤维化。胃部常见的有胸脘嘈杂痞满，泛酸嗳气，恶心呕吐，或有胸骨后疼痛向背部放射等胃气上逆症状。

临床上遇到以咳嗽为主诉且伴有胃部症状者应首先考虑胃咳的可能。现代医学的咳嗽变异性哮喘、嗜酸粒细胞性支气管炎、上呼吸道咳嗽综合征等疾病的咳嗽特征与胃咳的咳嗽症状类似，但应加以区别。胃咳与肺咳的鉴别：一是病因，胃咳一般以饮食、劳倦、七情为主，肺咳多为外感引发；二是辨痰，胃咳咳而少痰，肺咳一般痰出咳平；三是闻气息，胃咳一般不伴有气喘哮鸣，肺咳可伴见咳嗽气喘，喉间痰鸣；四是观出血，胃咳无唾血，肺咳可并发咯血；五是察体温，胃咳不发热，肺咳可伴发热；六是问口感，胃咳可伴口苦或泛酸，肺咳多为口干而黏。

3. 胃咳的辨证论治

咳嗽治肺为其常，咳嗽治胃是其变。胃咳之证其本在胃，其标在肺，故和降胃气为治本之法，肃肺止咳属治标之举。因胃咳的病因病机多端，故当辨证区分。笔者认为，临床可从以下6型辨治。

（1）痰浊内阻型

症见咳嗽口苦，以夜间平卧时为甚，泛恶纳差，身体困重，心烦寐差，胃脘痞满，大便溏薄，舌苔白腻，舌质淡，脉弦滑。治宜祛痰化浊，降胃止咳。可选温胆汤加减：姜半夏、茯苓、杏仁各12g，炙甘草5g，陈皮、枳壳、佛手、浙贝、柏子仁各10g，百合、竹茹各15g。

（2）痰气交阻型

症见咳嗽连连，嗳气频作，喉间如有痰塞，吐之不出，咽之不下，胸脘痞满善太息，心烦易怒，舌质淡红，舌苔薄白腻，脉弦滑。治宜行气散结、降胃止咳。可选半夏厚朴汤加减：姜半夏、茯苓、杏仁各12g，射干、厚朴、陈皮、苏梗、枳壳、佛手、香附各10g，威灵仙20g，桔梗5g。

（3）胃阴亏损型

症见干咳，咽干，胃痛隐隐，嘈杂少食，肩背酸痛，大便偏干，形体消瘦，时有干呕，舌苔薄黄或剥苔，舌质红，脉弦细数。治宜滋养胃阴、降胃止咳。可选一贯煎加减：北沙参、芦根各30g，生地黄20g，枸杞子、白芍、竹茹、杏仁各12g，麦冬、当归各10g，白芷15g。

（4）脾胃气虚型

症见干咳声低，少气乏力，面色萎黄，胃脘痞满或伴隐痛，食后干咳增多，泛吐清水，晨起恶心或伴呕吐嗳气，舌苔薄白，舌质淡胖，脉细弱。治宜健脾益气、降胃止咳。可选异功散加味：生晒参6g，白术、茯苓、神曲各12g，炙甘草、吴茱萸、公丁香各5g，陈皮、浙贝、藿香各10g，生黄芪30g。

（5）脾胃湿热型

症见干咳重浊，口苦而黏，胃脘痞满向背部放射，或

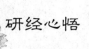

嘈杂灼热，大便溏而不爽，小便黄赤，时有泛恶，胃纳不香，舌苔黄腻，舌质红，脉濡滑。治宜清化湿热、降胃止咳。可选甘露消毒丹加减：茵陈30g，滑石20g（包煎），藿香、浙贝、射干、石菖蒲、连翘各10g，炙甘草、龙胆草各5g，竹茹12g。

（6）瘀热互结型

症见喉干咳嗽，胃痛呈针刺状，胃脘有灼热感，口苦泛酸，或有上消化道出血病史，舌质黯或边有瘀斑，舌下脉络迂曲，舌苔薄黄，脉弦涩。治宜通络泄热、降胃止咳。可选血府逐瘀汤加减：生地黄、竹茹、赤芍各15g，桃仁、枳壳、柴胡各10g，川芎、桔梗、炙甘草、吴茱萸各5g，浙贝12g，红花、黄连各3g。

4.治验举例

郑某，男，45岁。2013年11月17日初诊。

患者反复咳嗽3个月。病起于过量饮酒呕吐之后，伴有胃脘痞满，偶有胃痛嘈杂并向背部放射，咳嗽以夜半为甚，无痰，无气喘，晨起口苦明显，身体困重，胃纳不佳。胃镜检查提示：反流性食管炎，慢性浅表性胃炎。曾用宣肺化痰止咳中药治疗月余，咳嗽未愈。西医予质子泵抑制剂及胃动力药等治疗，胃部不适症状时好时差。经检查，已排除咳嗽变异性哮喘、肺结核等肺系疾病。察舌质淡，苔白腻，脉弦滑。诊断为胃咳，辨证为痰浊内阻型，治宜祛痰化浊、降胃止咳。方用温胆汤加味，药用：姜半夏、茯苓、杏仁各12g，陈皮、枳壳、佛手、浙贝、乌药各10g，炙甘草5g，竹茹、白芷各15g，龙胆草3g。7剂。水煎内服，每日1剂，早晚各煎服1次。药后复诊，患者咳嗽明显减轻，口苦消失，胃脘痞满疼痛未作。原方去杏仁、龙胆草，加太子参 15g，生黄芪 30g。继服 14 剂而愈。

按：本患者伤于饮酒，脾胃运化失调，痰浊内生，胃失和降，逆而扰肺，肺气上逆而咳嗽。曾以宣肺化痰止咳治疗无效，可知本病之本不在肺。后以温胆汤祛痰化浊，降逆和胃，加佛手、乌药、白芷理气止痛，小剂量龙胆草清泻肝胃之郁热，浙贝、杏仁化痰止咳，症状减轻明显。复诊时痰浊渐祛，脾胃气虚渐显，故去杏仁、龙胆草，加太子参、黄芪益气健脾而收功。

5. 结语

《内经》所述胃咳，类似于现代医学的胃食管反流性咳嗽。现代医学尚缺乏对本病的特效疗法，近年来的临床报道显示，中医药对该病的治疗有明显的优势。根据《内经》中的论述，结合临证所见，笔者认为，其发病以胃失和降、肺胃气逆为基本病机，故治疗以和降胃气为根本方法，临床辨证可分痰浊内阻、痰气交阻、胃阴亏虚、脾胃气虚、脾胃湿热、瘀热互结 6 种证型论治。同时，根据患者具体情况，配合调理脾胃、化痰止咳等药物随症治之。此外，笔者体会临证时认真鉴别胃咳与肺咳，对提高临床疗效至关重要。

〔浙江中医杂志，2016，51（5）：313-314。

合作者孙常波、洪妍、徐程、蒋雪定。〕

《内经》胃痛病机

《灵枢·邪气脏腑病形》曰："胃病者，腹䐜胀，胃脘当心而痛。"《内经》对胃痛的病因病机已有较为全面的认识。本文拟就《内经》的有关内容作一整理分析。

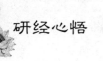

1. 寒邪犯胃

寒性凝滞，主痛。《素问·举痛论》曰："寒气客于肠胃，厥逆上出，故痛而呕。"其胃痛特点是疼痛暴作，得温痛减，可伴恶心呕吐，大便溏泄，口淡不渴，舌苔白滑，脉弦紧。治拟散寒止痛，方用良附丸加味。

2. 督脉阳虚

督脉为全身阳气之总督。若督脉阳虚，不能温煦胃腑则出现胃痛。《素问·骨空论》："督脉为病……从小腹上冲心而痛。"意即小腹部到心下胃脘疼痛。本证相当于颈椎病所致的胃痛。症见胃痛腹胀，颈项酸痛，上肢麻木，眩晕腰酸，舌苔白，舌质淡，脉细弱。治宜通补督脉，药如葛根、威灵仙、杜仲、鹿角胶、沉香、桂枝、淫羊藿等。

3. 肝气犯胃

《素问·六元正纪大论》曰："木郁之发……民病胃脘当心而痛。"本证乃因七情内伤，肝气郁滞，横逆犯胃所致。症见胃脘胀满，攻撑作痛，脘痛入胁，善太息，舌苔白，脉弦滑。治宜疏肝和胃之柴胡疏肝散。若病久者，可用验方五花芍药汤（厚朴花、玫瑰花、代代花、绿萼梅、佛手花、白芍、甘草）。

4. 饮食积滞

胃主受纳，易被饮食所伤。《素问·脉要精微论》载有"食痹"一证，丹波元简释曰："食痹，谓食已心下痛，隐隐然不可名也，不可忍也，吐出乃止。"症见食后脘痛，嗳腐食臭，吐后痛减，舌苔厚腻，脉滑。治宜消食和胃，方如保和丸。

5. 脾胃阳虚

《素问·至真要大论》曰："胃脘当心而痛……冷泄腹胀……病本于脾。"此因饮食损伤，药物过于苦寒，胃病日久而成。脾胃阳气受损，胃失温养，故胃痛；脾运失健，则冷泄腹胀。尚兼乏力纳差，肢冷浮肿，痛处喜温喜按，舌苔白，舌质淡胖，脉细弱。治宜温中健脾之理中丸。

6. 肝胃郁热

《素问·至真要大论》曰："厥阴之胜，胠胁气并，化而为热，小便黄赤，胃脘当心而痛。"本证乃因肝郁气滞，日久化火犯胃所致。其胃病特点是痛热急迫，有灼热感，伴两胁胀满，泛酸嘈杂，舌质红，舌苔黄，脉弦滑。治宜泄肝和胃之化肝煎合左金丸。

7. 胃肠气滞

胃肠同属六腑，皆以通为和。若七情内伤，饮食失节，最易致使胃肠气机阻滞而成病。《灵枢·胀论》所谓："胃胀者，腹满，胃脘痛，鼻闻焦臭，妨于食，大便难"，即是由于肠胃气滞，腑气不通所致。尚可兼见腹部气块攻撑，得矢气及解大便胃痛减轻，舌苔白，脉弦滑等。治宜理气通腑之六磨汤。

8. 胆胃湿热

胆主疏泄，与胃相通，若胆腑湿热，易犯胃腑而成胆胃湿热证。《灵枢·经脉》谓："食不下，烦心，心下急痛，溏瘕泄，水闭，黄疸。"其黄疸系胆腑湿热所致。湿热犯胃，气机受阻，故胃脘急痛，腹部瘕聚；湿热阻遏气机，水失气化，则水闭，便溏。兼见右肋疼痛向肩背放射，口

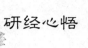

苦而黏，厌恶油腻，舌苔黄腻，舌质红，脉弦滑。治宜清化湿热、利胆和胃，方如龙胆泻肝汤。

9. 胃络瘀阻

胃为多气多血之腑。胃病日久，易使胃络瘀阻。《灵枢·百病始生》曰："其著孙络之脉而成积者……移行肠胃之间……故时切痛。"其病因可由气滞日久，或寒凝日久，或阴络内伤血溢凝阻所致。症见胃脘刺痛，痛有定处，或脘痛有肿块，或呕血便血，舌质紫黯，或边有瘀斑，脉涩。治宜化瘀止痛，方如失笑散合丹参饮。

10. 胃阴亏损

《素问·厥论》曰，"太阴厥逆……心痛引腹"，其痛是指心下胃脘脐腹部疼痛而言。太阴者，脾也，其厥逆有寒厥、热厥之分，二者均可有胃痛。热厥所致者乃胃阴亏损使然。"热厥何如而然也？……脾之为胃行其津液者也，阴气虚则阳气入，阳气入则胃不和"（《素问·厥论》）。症见胃痛隐隐，口干咽燥，大便干结难解，四肢烦热，舌红少苔，脉细数。治宜养阴和胃之养胃汤加减。

11. 蛔虫内扰

《灵枢·厥病》曰："心肠痛，憹作痛，肿聚往来上下行，痛有休止，腹热喜渴涎出者，是蛟蛕也。"本症系蛔虫内居肠道，扰乱胃肠气机致病。症见脘腹疼痛阵作，嘈杂嗜食异物。笔者曾遇一顽固胃痛老妪，累服治胃药物不效，后予驱虫后排出大量蛔虫，胃痛就此未作，值得临床注意。治宜驱杀蛔虫，可用乌梅丸加减。

综观上述，《内经》已基本赅备了目前临床常见的胃痛病机，很有史料价值和临床指导意义。《内经》关于胃痛病机的论述可以启迪医者在胃痛辨治时应辨别寒热、虚实、阴阳、气血，重视相关脏腑致病，以便灵活地选择相应的治法方药，提高胃痛的治疗效果。

〔四川中医，1995，13（2）：3。合作者叶千一。〕

《内经》论肝病与瘀血

关于肝病与瘀血的关系，现今中医文献大多从肝郁气滞，血行不畅的角度进行认识。这种认识无可非议，但却不能全面反应肝病与瘀血的关系。若囿于这种认识，必然影响临床辨证论治的准确程度，不利于提高治疗肝病的临床疗效。

《内经》对肝病与瘀血的关系，已早有较为全面的论述，惜其所论分散于不同篇章，故而未能受到后世学者的应有重视。为全面正确地认识肝病与瘀血的关系，本文对《内经》有关肝病与瘀血关系的论述，进行一次较为全面的整理，并将其要点剖析如下，供读者学习和研究肝病与瘀血关系时参考。

1. 肝之藏血，肝病易致血瘀

《素问·经调论》云："肝藏血。"《素问·五脏生成》说："人卧血归于肝，肝受血而能视，足受血而能步，掌受血而能握，指受血而能摄。"肝脏将丰富的血液贮藏于自身，构成以血为主的本体，并调节诸经血液。

基于肝脏与血液生理上的密切关系，决定了肝脏在病理上的对血液的重要影响。《内经》虽未直言肝病对瘀血形成的重要影响，但从肝与血液在生理上的关系，也完全可以推出肝病与瘀血形成的关系。例如，肝脏功能失调，无

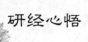

论其病在气分或血分，在脏腑或经络，都能阻碍血液的畅流，导致血液瘀滞。因此，后世医家对肝病与瘀血的关系十分重视。一些医学文献，在《内经》有关论述的基础上，明确指出了肝病与瘀血形成的关系。例如，《医学发明》说："血者，皆肝之所主，恶血必归于肝。不问何经之伤，必留胁下，盖主血故也。"《图书编》说："肝者，凝血之本。"近年研究发现，急慢性各型肝炎均有肝微循环障碍的病理表现。上述文献几乎都明确提出了肝病必致血瘀的观点。

2. 肝病致瘀，病机非止肝郁气滞

对于肝病致瘀的病机，现今中医文献多从肝郁气滞，血行不畅立论。然而，据《内经》有关论述分析，则远不止于此一种。兹根据《内经》所论，并结合现今有关研究结果，将肝病致瘀病机分析如下。

（1）火盛气逆，血络受伤

若肝火内盛，热伤血络或大怒气逆均可迫血妄行，而导致出血，出血则多伴有血瘀。如《素问·举痛论》说："怒则气逆，甚则吐血。"《灵枢·邪气脏腑病形》说："肝脉急……善呕衄。"这些论述说明肝热或气逆可导致出血。《素问·调经论》则指出"孙络外溢，则经有留血"，此论即指出了出血与血瘀的密切联系。《内经》之后的医家还提出了血受热煎则成瘀的学说，发展了《内经》理论。

究肝热致瘀之理，其变化大约有二：其一，为肝火煎熬肝血，血受热而成瘀。正如王清任《医林改错》所云："血受热则煎熬成块。"其二，为血热或气逆迫血妄行，离经之血留于经络之外，皮肤、肌肉之内而成瘀。

（2）肝阳上亢，血瘀于上

郁怒伤肝，肝阳内盛，或阴虚阳旺，皆能导致肝阳上

亢，血随阳壅而瘀滞于上。如《素问·生气通天论》曰："大怒则形气绝，而血菀于上，使人薄厥。"现今对高血压病的大量临床观察表明：此病之病机多为肝阳上亢，血瘀于上，此病与《内经》所谓"薄厥"病机极相近似。有人对高血压病进行了中西医结合观察，结果表明：高血压病患者有血瘀证表现者占46.7%，中风病患者有血瘀表现者，竟高达80%。高血压病发展到中风，有一个血瘀由轻转重的病理变化过程。治疗本证，应"导而下之"（《灵枢·阴阳二十五人》），在平肝潜阳同时，兼用活血化瘀，导血下行之品。

（3）肝气虚馁，血运无力

若劳倦伤气，脾虚生化不足，年老体衰或七情内伤，皆能导致肝气亏虚。如《灵枢·天年》曰："五十岁，肝气始衰，肝叶始薄，胆汁始减，目始不明。"肝气虚馁，则肝之疏泄无权，血失气之率领，血运无力，致使血液瘀滞。最近研究表明，肝气虚血瘀是老年人衰老的常见机理。治疗此证，应本《灵枢·阴阳二十五人》所提出的"凝泣者，致气以温之，血和乃止"的治则，用补气活血法。

（4）寒客肝脉，血运凝涩

若寒客肝脉，则肝脉运行迟滞，亦可成为血瘀。如《素问·举痛论》曰："寒气客于厥阴之脉。厥阴之脉者，络阴器，系于肝。寒气客于脉中，则血泣脉急，故胁肋与少腹相引痛矣。"《灵枢·百病始生》曰："卒然外中于寒，若内伤于忧怒，则气上逆，气上逆则六输不通，温气不行，凝血蕴里而不散，津液涩渗，著而不去，而积皆成矣。"寒凝则气滞、水停、血瘀，形成有形积块。如《素问·调经论》曰："血气者，喜温而恶寒，寒则泣不能流，温则消而

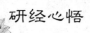

去之。"故本证治疗以暖肝散寒为主，兼以活血化瘀。

（5）肝郁气滞，血行瘀阻

血液的运行，除依赖心、肺、脾气的推动和统摄外，尚须赖肝气之疏泄。若肝气调畅，疏泄正常，则血行和畅。若肝气郁滞，疏泄失常则可致血瘀。如《灵枢·邪气脏腑病形》云"邪之中人脏奈何？……若有所大怒，气上而不下，积于胁下则伤肝"，《灵枢·五邪》又说"邪在肝，则两胁中痛……恶血在内"。《灵枢》的上述说法，大致反映了情志与肝病，以及肝病与血瘀的关系。近代曾有人对60例郁证患者的甲皱循环状态进行了观察，结果发现60例患者中，有甲皱循环状态异常者竟达68%。经疏肝理气、活血化瘀药（丹参、三棱、当归、郁金、菖蒲、川芎、香附、木香、柴胡）治疗后，症状明显好转，甲皱微循环亦随之改善。这类例证颇多，均为肝郁致瘀的病机提供了现代科学依据。

《内经》有关肝病致瘀之论，已略述并剖析如上。综上可知，肝病致瘀之病机复杂，非止肝郁气滞一种。若患肝病，又治不及时，则可通过多种途径，较快形成血瘀。据此，若言"肝病必致血瘀"似言之过激，若言"肝病多致血瘀"则并不为过。因此，笔者主张在辨治肝病时，不可忽视辨病的原则。在辨证论治的同时，尚须联系肝病易致血瘀的特点，在遣方用药中，及时合理地选择配伍活血化瘀药，以利于提高其临床疗效。

〔成都中医学院学报，1992，15（3）：6-8。合作者裘黎明。〕

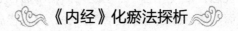

《内经》化瘀法探析

《内经》治病，十分重视祛除瘀血。《素问·三部九候论》曰："实则泻之，虚则补之。必先去其血脉，而后调之。"《素问·血气形志》曰："凡治病必先去其血，乃去其所苦，伺之所欲，然后泻有余，补不足。"张志聪注曰："先去其血，除菀陈也。菀陈去则无所苦矣。"张介宾亦注曰："滞血既去，然后……以泻有余，补不足而调之。"《内经》认为血液瘀滞的病理普遍存在于各类病证中，诸如痛证、积证、痹证、血枯、痈证、水肿、胀病、心悸、气喘、血证、发热、消渴、不仁、神志异常、月经失调、面色灰暗、脉涩迟等，皆与瘀血相关。瘀血病因众多，如外感病邪、跌仆外伤、饮食失宜、情志失调、体弱久病、气机郁滞、血液病变等，都能引起血液瘀滞。《内经》的"去其血脉"亦即活血化瘀之治法。笔者曾撰文探讨过《内经》心、肝功能失调均存在着血液瘀滞的病理状态，在治疗时，无论是其病在气分、血分，还是在脏腑、经络，均应在辨证论治基础上加入活血化瘀之品。下文将对《内经》的化瘀法作一整理探讨。

1. 瘀血的审因治法

《内经》对瘀血有多种称谓，诸如"恶血""死血""脉泣""凝涩""结络""结脉""结血""稽迟""血实""留血""脉不通"等。《内经》在其"伏其所制，必先所因"的治疗总则指导下，创立了多种以消除病因为主、辅以活血化瘀的审因化瘀治法，主要有：

（1）补气化瘀法

补气化瘀法主治气虚血瘀所致之心悸、心痛、喘证、眩晕、厥证等。《灵枢·阴阳二十五人》曰："凝涩者，致气以温之，血和乃止。"盖因气为血帅，气行则血行，若气虚不足，温运无力，则血液不得畅流而瘀滞。《灵枢·经脉》

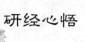

曰："手少阴气绝，则脉不通……脉不通则血不流。"《素问·气穴论》曰："气竭血著。"补气以除成瘀之因，活血以消已成之瘀，两者相辅相成，共奏气旺瘀消之功，方药如清代王清任的补阳还五汤。

（2）温阳化瘀法

温阳化瘀法主治阳虚寒凝所致之心悸、心痛、厥证、肿胀、积证、痛证等。人体阴阳保持动态平衡，若阴盛阳衰，则寒气内盛，血脉失于温运而成瘀。如《素问·调经论》曰："寒气积于胸中而不泻，不泻则温气去，寒独留，则血凝泣，凝则脉不通。"治以温阳散寒、活血化瘀法。《灵枢·寿夭刚柔》载本法的具体药物有醇酒、蜀椒、干姜、桂心。其中蜀椒、干姜温阳散寒，醇酒、桂心活血化瘀。仲景当归四逆汤则是本法更为完善的方剂。

（3）理气化瘀法

理气化瘀法主治气滞血瘀所致之胀病、心悸、郁证、月经失调等。因七情内伤，气机郁滞，血运艰涩而成瘀。《灵枢·胀论》认为五脏六腑皆有胀病，其病机为"厥气在下，营卫留止，乃合为胀"，"其脉大坚以涩者，胀也"。《素问·至真要大论》提出治疗木郁气滞证应"疏其血气，令其条达，而致和平"，由此得出行气与化瘀同用的治疗方法。后世的柴胡疏肝散、逍遥散等方剂均以疏理气机与活血化瘀药（如当归、川芎等）同用而成为本法的代表方。

（4）宣痹化瘀法

宣痹化瘀法主治邪痹血瘀之痹证。《内经》认为风、寒、湿三邪合而为痹，其人必兼血脉瘀滞的内在病理。《素问·五脏生成》曰："卧出而风吹之，血凝于肤者为痹，凝于脉者为泣，凝于足者为厥，此三者，血行而不得反其空，故为痹厥。"《灵枢·小针解》提出了本证治法"菀陈则除者,去血脉也……皆泻其邪也",即宣痹化瘀法。本法可分为祛风宣痹化瘀法,药如防风、桂枝、秦艽、威灵仙、当归、红花、川芎等;通阳宣痹化瘀法,药如川乌、草乌、桂枝、细辛、当归、红花、川芎等;燥湿宣痹化瘀法,药如苍术、薏苡仁、独活、防己、当归、红花、川芎等。

（5）潜阳化瘀法

潜阳化瘀法主治阳亢血逆、血壅于上之眩晕、厥证。《素问·生气通天论》曰:"阳气者,大怒则形气绝,而血菀于上,使人薄厥。"《医学衷中参西录》曰:"脏腑之气有升无降,则血随气升者过多,遂至充塞于脑部。"因此,镇潜阳气是治其本,活血下行是治其标。后者具有通壅滞之血络、疏下行之通路之效能。《灵枢·阴阳二十五人》提出"气有余于上者,导而下之"的治法,其"气"即指血气上壅。导下,即镇潜阳气、活血下行。张锡纯镇肝熄风汤为本法的代表方,其中怀牛膝、代赭石为活血下行以化瘀的主要药物。本法已是目前临床治疗高血压眩晕、中风的常用治法。

（6）祛痰化瘀法

祛痰化瘀法主治痰浊致瘀之心痛、心胀、水肿、喘证、眩晕、积证等。气滞津凝成痰,或脾虚湿聚成痰,阻碍血流而致瘀,导致痰瘀内结而引起一系列病症。如《灵枢·百病始生》曰:"若内伤于忧怒,则气上逆,气上逆则六输不通,温气不行,凝血蕴里而不散,津液涩渗,着而不去而积皆成矣。"本条说明了由气滞致湿停成痰、痰阻血瘀成积的病理过程。痰瘀均为病理产物,先病痰后成瘀者,治疗以祛痰为主,化瘀为辅。《灵枢·五味》有心病宜食薤

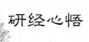

之法，考薤白具有祛痰化浊、活血化瘀之双重功能，是祛痰化瘀法的具体运用。仲景瓜蒌薤白白酒汤、瓜蒌薤白半夏汤可谓本法的代表方。

以上的审因化瘀治法，有效地指导着历代对瘀证的治疗。虽然《内经》尚未明确地把活血化瘀治法本身从寒热虚实适应证角度进行分类，但目前临床已针对瘀血形成的寒热虚实的不同病机，而有选择地使用不同药物，如辛温活血化瘀可加桂枝、艾叶，凉血活血化瘀可加丹皮、赤芍，养血活血化瘀可加当归、白芍，破血活血化瘀可加三棱、莪术等，这是对《内经》的发展运用。

2. 化瘀法的功能

瘀血既是脏腑功能失调的病理产物，又是导致脏腑功能失调的致病因素。对瘀血引起的一系列病证，活血化瘀相对地成为治本之法，表现出多种治疗功能。《内经》运用化瘀法的主要功能有以下几种：

（1）化瘀利水

《灵枢·刺节真邪》曰"津液内溢，乃下留于睾，水道不通，日大不休，俯仰不便，趋翔不能，此病荥然有水"，《素问·调经论》曰"孙络水溢，则经有留血"，上述说明瘀血是引起水肿的病因之一。《素问·汤液醪醴论》提出治疗水肿用"去菀陈莝"的治法即是针对瘀血所致水肿而设。瘀祛则水液畅流而肿退，故化瘀有利水功能。代表方为仲景当归芍药散。

（2）化瘀通阳

《灵枢·禁服》曰："脉血结于中，中有著血，血寒"。意为血阻于中焦，其阳气被遏而不得舒，温煦作用失司，就会出现中焦局部虚寒症状，但不同于中焦阳虚之虚寒证。化瘀则能通脉达阳而寒散，即不温阳而阳得复。张氏将某些溃疡病因瘀血内阻所出现的中焦虚寒证称为"真瘀假寒"证，用丹参饮合失笑散加白术、茯苓、陈皮、甘草为基本方加减，对缓解疼痛、消除冷感有明显疗效。此亦证明化瘀法所具有的通阳功能。

（3）化瘀润燥

《内经》认为消渴病的病机之一是瘀血内阻，日久化燥而成。如《灵枢·五变》曰："怒则气上逆，胸中蓄积，血气逆留，髋皮充肌，血脉不行，转而为热，热则消肌肤，故为消瘅。"本证因其瘀血为本，燥热为标，根据治病求本及"脉结血不行，决之乃行"（《灵枢·阴阳二十五人》）原则，当以化瘀治本，清热润燥治标。瘀化则津液润布、燥热得除，故化瘀具有润燥止渴之功能。《内经》消渴病与瘀血的关系目前已被临床证实，活血化瘀法已成为消渴病的常用治法。

（4）化瘀生新

瘀血内阻，易致新血不生，形成瘀阻血虚之虚实兼存之证。此时单纯补血，不足以使血液充盈。应以化瘀为主，兼以补血，瘀化则有助于生新。《内经》用"四乌鲗骨一芦茹丸"治瘀阻血虚型血枯，其中用茜草活血化瘀，雀卵养血益精，海螵蛸散结调经，共奏化瘀养血活血之功。张仲景师法于此，立大黄䗪虫丸治疗血痨，是目前临床化瘀生新的代表方。

（5）化瘀开窍

心主血脉，主藏神。心神必以血荣养。若心脉瘀滞，心神失养，则有心窍闭阻、心神失用之变，表现为突然昏

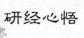

仆、不省人事。《素问·缪刺论》左角发酒治疗尸厥，其病机就属此类。其方用血余炭活血化瘀，佐以美酒辛香通脉化瘀，以求瘀祛窍开、心神复常之功。本法为后世治疗昏迷开创了一大法门。目前以活血化瘀药合用麝香、冰片等开窍醒神之品治疗某些缺血性中风、肺性脑病、肝昏迷等各类昏迷取得了优于西药的疗效。

（6）化瘀退热

瘀血发热，早被《内经》所认识。《素问·气穴论》曰："荣卫稽留，卫散荣溢，气竭血著，外为发热，内为少气。"张景岳注云："著，留滞也。血著于经，故为发热，内为少气。"《素问·气穴论》所谓"疾泻无怠，以通荣卫"，其中之"通"，即活血化瘀以通脉也。这就提出了化瘀以退热的治疗方法。目前临床每用王清任血府逐瘀汤治疗血瘀型内伤发热，获效较多。

（7）化瘀消积

《内经》认为积证之病机有气滞瘀结、寒凝血瘀、痰瘀互结之区别，但总不离瘀血为患。《灵枢·百病始生》曰："血脉凝涩则寒气上入于肠胃，入于肠胃则䐜胀，䐜胀则肠外之汁沫迫聚不得散，日以成积。"此为寒瘀互结之积证。活血化瘀是其必用之法，在此基础上，根据其兼有病机，适当合用疏肝理气、温阳散寒、化瘀除湿等方药，必欲使其瘀血祛除，则积证有望消散。

（8）化瘀平喘

喘证病因众多，《内经》认为瘀血亦为其病因之一。《素问·脉要精微论》曰："肝脉搏坚而长，色不青，当病坠若搏，因血在胁下，令人喘逆。"《素问·痹论》曰："心痹者，脉不通，烦则心下鼓，暴上气而喘。"前者系肝血瘀阻、气机上逆致喘，后者系心脉瘀阻、气机逆乱致喘。根据《内经》有关化瘀法则，治此以化瘀为主，瘀祛气则顺，喘证自平。

（9）化瘀缓急

络脉、筋脉皆靠血液之营养。若瘀血内阻，局部络脉、筋脉失养，则络脉拘急而成痛证，筋脉拘急而成抽搐拘挛。《灵枢·邪客》所谓"邪气恶血，固不得住留，住留则伤筋络骨节，机关不得屈伸，故拘挛也"，即是指此。《灵枢·通天》提出治此宜"以经取之"，意即活血化瘀、疏通经脉。故化瘀具有缓急止痛、缓急止挛之功。

此外，《内经》的化瘀法尚有化瘀以行气、化瘀以消痰、化瘀以宣痹、化瘀以调经、化瘀以散痈、化瘀以止泻、化瘀以安眠、化瘀以起痿、化瘀以除胀等功能。病及外感内伤、脏腑经络，是用途最为广泛之治法。

3. 结语

以上探讨了《内经》的化瘀方法。笔者认为，《内经》化瘀法运用之广是《内经》中治法之冠，其运用特点是审因化瘀、从本立法。《内经》的化瘀法是解释目前临床运用活血化瘀法治疗多种疾病获效的理论依据，以此可以摒弃"怪病治瘀"等不科学、笼统的理论，并且能够为以后治疗各类疑难杂病提供新思路、新方法。

〔中华医药研究与创新，2004，3（2）：2-4。〕

《内经》化瘀十法

《内经》治病之法，十分重视祛除瘀血。《素问·三部九候论》曰："实则泻之，虚则补之。必先去其血脉，而后

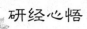

调之。"《素问·血气形志》曰："凡治病必先去其血，乃去其所苦，伺之所欲，然后泻有余，补不足。"《内经》认为，瘀血可引起多种疾病，诸如痛证、积证、痹证、厥证、血枯、水肿、胀病、心悸、喘证、血证、发热、消渴、神志异常、月经失调等。因而，活血化瘀以通畅血脉，就成为常用治法。由于形成瘀血的病因不同，故其化瘀之法亦相应不同，现将《内经》的化瘀之法归纳为十法。

1. 补气化瘀法

补气化瘀法主治气虚血瘀证。《素问·气穴论》所曰"气竭血著"，《灵枢·经脉》所曰"手少阴气绝则脉不通……血不流"，皆为气虚所致血瘀。因气为血帅，气虚则运血无力而成瘀。《灵枢·阴阳二十五人》提出本证的治法为"凝涩者，致气以温之，血和乃止"，即补气以活血化瘀。方如王清任补阳还五汤。

2. 温阳化瘀法

温阳化瘀法主治阳虚血瘀证。阳虚则内寒，寒凝血脉而成瘀。《素问·调经论》曰"寒气积于胸中而不泻，不泻则温气去，寒独留，则血凝泣，凝则脉不通"，《素问·调经论》所谓"血气者，喜温而恶寒。寒则泣不能流，温则消而去之"，乃温阳散寒、活血化瘀之意。《灵枢·寿夭刚柔》载有本法的具体药物，如醇酒、蜀椒、干姜、桂心。方如仲景当归四逆汤。

3. 理气化瘀法

理气化瘀法主治气滞血瘀证。《灵枢·胀论》认为，胀病的病机为"厥气在下，营卫留止，乃合为胀"，"其脉大坚以涩者，胀也"，意即气滞作胀必伴有血液瘀滞的内在病理。盖因气能行血，气滞易致血瘀故也。《素问·至真要大论》提出，治疗本类病证应"疏其血气，令其调达"，其含义是气血同治、理气化瘀。后世柴胡疏肝散、逍遥散，就是本法的具体运用。

4. 潜阳化瘀法

潜阳化瘀法主治阳亢血壅、血瘀于脑之阳亢血瘀证。《素问·生气通天论》曰："阳气者，大怒则形气绝，而血菀于上，使人薄厥。"脑为巅高之位，阳亢气逆，易致血壅于脑而成瘀。《灵枢·阴阳二十五人》认为治疗本证宜"导而下之"，意为潜阳降逆、化瘀导下。方如张锡纯镇肝熄风汤，其中怀牛膝、代赭石就属活血化瘀、导血下行之品。

5. 祛浊化瘀法

祛浊化瘀法主治湿浊壅阻心脉之证。《内经》认为，湿浊内停易阻碍心脉运行，导致心脉瘀滞，产生"积饮心痛"（《素问·至真要大论》），并提出心病宜食薤（《灵枢·五味》），《本草纲目》谓薤白"治胸痹刺痛，下气散血"，说明薤白有化浊宣痹、活血化瘀之双重功能，是祛浊化瘀法的具体药物。仲景用瓜蒌薤白白酒汤、瓜蒌薤白半夏汤治疗胸痹心痛，即是本法的发展运用。

6. 破血化瘀法

破血化瘀法主治单纯血瘀证。单纯血瘀证指因各种原因（如跌打外伤、七情内伤等）致使血脉瘀滞而其病因已消除，临床仅以瘀血内阻为主要症状者。《素问·阴阳应象大论》所曰"血实宜决之"，王冰释为"决谓破其血"，即是破血化瘀之法，药如桃仁、红花、土鳖虫、水蛭、三棱、莪术等。本法适于形体壮实者，体虚者慎用。

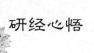

7. 养血化瘀法

养血化瘀法主治血虚致瘀证。血虚日久则血脉失养而成瘀。《内经》用四乌贼骨一芦茹丸治疗精血亏损、瘀血内阻之血枯证。方中乌贼骨、茜草活血化瘀，雀卵、鲍鱼益精养血，养血与化瘀同用，养血有助于行瘀，化瘀有利于生新，二者相辅相成。仲景大黄䗪虫丸治疗干血痨，其理论即渊源于此。

8. 开窍化瘀法

开窍化瘀法主治血瘀窍闭证。窍闭指心窍闭阻之心神失调、神志不清。心神有赖心血荣养，心血的畅行依靠心神调节。血瘀可致窍闭，窍闭又可加重血瘀。《素问·缪刺论》左角发酒治疗尸厥，其病机为血瘀致窍闭，方中血余炭活血化瘀，美酒辛香开窍化瘀，二者协同为用。目前临床常以活血化瘀药配合麝香、冰片等开窍醒神药治疗中风、肺性脑病、肝昏迷等各类昏迷。

9. 散结化瘀法

散结化瘀法主治积证。《内经》认为，有形积证皆由血瘀内结而成。《灵枢·百病始生》篇谓："血脉凝涩……日以成积。"综合《内经》"结者散之"及"血实宜者决之"之法则，本证以散结化瘀为法，药如鳖甲、龟板、穿山甲、三棱、莪术、丹参、昆布、海藻、夏枯草等。

10. 利水化瘀法

利水化瘀法主治血瘀水停证。津停为水，易阻碍血脉而成瘀，血瘀易致津液停聚而成水肿。《素问·调经论》谓："孙络水溢，则经有留血。"《素问·汤液醪醴论》提出，治疗水肿用"去菀陈莝……洁净府"之法，前者为活血化瘀，后者乃利尿行水，二者既可理解为两种单独的治法，又可理解为合二为一的一种治法，即利水化瘀法。方如仲景当归芍药散。

〔中医函授通讯，1993，12（2）：5-6。〕

略谈王清任对《内经》治瘀法则的运用

王清任所著《医林改错》主要记述了脏腑解剖所见和活血化瘀的治疗经验。他所创立的一系列活血化瘀方剂，在治瘀法则方面基本上都源于《内经》，是对《内经》多种化瘀方法的具体运用。试举例如下：

1. 补气化瘀法——补阳还五汤

补阳还五汤方中重用黄芪补气，归尾、赤芍、地龙、川芎、桃仁、红花活血化瘀，主治气虚血瘀型中风偏瘫。《内经》曾明确地记述过气虚则运血无力而成瘀。《素问·气穴》曰："手少阴气绝则脉不通……血不流。"《灵枢·阴阳二十五人》提出其治法"凝涩者，致气以温之，血和乃止"，即甘温补气以活血化瘀。补阳还五汤即属本法。

2. 理气化瘀法——血府逐瘀汤

血府逐瘀汤方中枳壳、柴胡、桔梗理气以调畅气机，当归、生地黄、桃仁、牛膝、红花、赤芍、川芎活血化瘀，甘草调和诸药，主治胸中血府血瘀证。《灵枢·胀论》认为胀病的病机在于"厥气在下，营卫留止，乃合为胀"，"其脉大坚以涩者，胀也"，意为气滞作胀必伴有血液瘀滞不畅，乃气滞不能行血而成瘀。《素问·至真要大论》提出其法则是

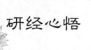

"疏其血气，令其调达"，此即理气化瘀法。不仅血府逐瘀汤属此法，通气散、膈下逐瘀汤、会厌逐瘀汤等均属此法。

3. 温阳化瘀法——止泻调中汤

止泻调中汤方中附子、良姜、官桂、黄芪、党参、白术、甘草温阳健脾，当归、白芍、川芎、红花活血化瘀，主治阳虚血瘀所致泄泻。《素问·调经论》有阳虚则寒，寒凝血瘀的论述"血气者，喜温而恶寒，寒则泣而不能流，温则消而去之"，《灵枢·寿夭刚柔》载有治疗本证的具体药物，醇酒、桂心活血通脉，蜀椒、干姜温阳散寒，合之则温阳化瘀。王清任的急救回阳汤亦属本法的发展运用。

4. 逐水化瘀法——古下瘀血汤

古下瘀血汤方中桃仁、䗪虫活血化瘀，大黄、甘遂逐水通下，主治鼓胀病瘀水内结者。《灵枢·百病始生》曰："温气不行，凝血蕴里而不散，津液涩渗，着而不去，而积皆成矣。"《素问·调经论》谓"孙络水溢，则经有留血"，这些均说明瘀水同结所致的病机。《素问·汤液醪醴论》论述此类水停病证用"去菀陈莝……洁净府"治则，其化瘀既可与利尿行水同用，又可与通腑逐水配伍。古下瘀血汤则属逐水化瘀法。

5. 解毒化瘀法——解毒活血汤

解毒活血汤方中连翘、葛根、甘草解毒祛邪，当归、生地黄、赤芍、桃仁、红花活血化瘀，柴胡、枳壳行气和血，主治瘟毒吐泻转筋。《内经》有外邪侵袭所致血脉瘀阻的论述，并立有祛除外邪与活血化瘀同进的法则。《灵枢·小针解》曰："菀陈则除之者，去血脉也……皆泻其邪也。"王氏遵其法则，具体地将解毒祛邪与活血化瘀合用而成解毒活血汤，将祛风通络与活血化瘀合用则组成身痛逐瘀汤。

6. 通窍化瘀法——通窍活血汤

通窍活血汤方中赤芍、川芎、桃仁、红花活血化瘀，老葱、麝香、黄酒辛香通达脑窍，鲜姜、红枣调和脾胃，主治头面部瘀血证。《素问·缪刺论》左角发酒治疗尸厥，其病机为瘀血阻于头脑，脑窍闭阻所致。方中血余炭活血化瘀，美酒辛香开窍化瘀。虽然二药主治病证不同，但瘀阻头部的病位相同，故治法也由此借鉴。

7. 祛痰化瘀法——癫狂梦醒汤

癫狂梦醒汤方中桃仁、红花、赤芍、木通化瘀通脉，半夏、大腹皮、青皮、陈皮、苏子燥湿化痰，柴胡、香附、桑白皮、甘草调畅气机，主治痰瘀阻脑、心神失主型癫狂。《内经》用薤白治疗痰浊弊阻心脉型心脏病，考薤白有祛痰浊、化瘀血的双重功效，示人以痰瘀同治的法则。王氏的癫狂梦醒汤即为本治则的扩展运用。

8. 潜阳化瘀法——加味止痛没药散

加味止痛没药散方中没药、血竭活血化瘀，大黄、朴硝通下泻火，石决明潜阳平肝，主治肝之阳火上亢型眼病。《素问·生气通天论》曰："阳气者，大怒则形气绝，而血菀于上，使人薄厥。"其病机为肝之阳火亢逆，易致瘀于脑。《灵枢·阴阳二十五人》提出该类病证宜"导而下之"，意即潜阳降逆、化瘀导下。王氏的本方则将本法变通运用于阳亢血瘀型眼病。

9. 填精化瘀法——可保立苏汤

可保立苏汤方中当归、白芍养血化瘀，黄芪、党参、

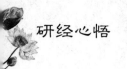

白术、甘草补气行血，山茱萸、枸杞子、酸枣仁、补骨脂、核桃补肾填精。精充血盈则血脉通畅、瘀血得化。本方主治精血不足、瘀血内阻型癫痫。《内经》用四乌贼骨—芦茹丸治疗精血亏损、瘀血内阻型血枯证，方中乌贼骨、茜草活血化瘀，雀卵、鲍鱼益精养血。虽然二者病证不同，但病机相似，故治则相同。

以上的九种化瘀方法，基本概括了《医林改错》治瘀系列方剂的法则。所以，笔者认为王氏对瘀证的治疗基本承袭了《内经》的化瘀法则，在主治病证上扩大了运用，是一位治疗瘀证的临床大家。

〔中医药研究，1997，13（4）：25—26。〕

心胃同治治疗慢性胃痛

笔者临证体会到，慢性胃痛患者有部分合并心神症状，诸如失眠心悸、心烦易怒、多思善虑等，若不纳入整体辨证，仅以兼证而加用安神药品，其疗效不佳。若运用心胃同治则能获得佳效。特述录于下，以供临床参考。

1. 理论依据

胃痛属脾胃之病。脾胃位居中焦，脾主运化，胃主受纳，为水谷之海、气血生化之源。寒邪客胃、饮食伤胃、肝郁犯胃、脾胃虚弱等原因，皆能引起脾胃受纳腐熟、运化升清之功能失常，使胃体受损而发生疼痛。心位居上焦，主血脉、藏神。心与脾胃密切相关，其生理基础是：①部位相近。心藏胸中，胃居胸下，以膜相隔。古代胃脘痛，常混称心痛。②经络相连。足太阴脾经从胃直下过横膈，注入心中，交于手少阴心经；手少阴心经下膈循胃脘络小肠，上行挟食道；胃之大络出于左乳下，上贯胸膈，直达宗气结聚之处所，而宗气直贯心脉。③血脉相通。《内经》谓"中焦出气如露，上注溪谷而渗孙脉，津液和调，变化而赤为血，血和孙络先满溢，乃注于络脉。皆盈，乃注于经脉"，"胃之所出气血者，经隧也。经隧者，五脏之腑之大络也"，而心主全身血脉，故脉道相通。④功能相关。心属火，脾属土，脾土的运化有赖心火的温煦；脾主统血，心主运血，血养神志，神旺反哺脾血。若胃痛日久，则脾胃受损，导致心不藏神，而心不藏神进一步损害胃体，两者互为因果，出现一种疾病两组症状。

现代医学研究表明，中医的心神功能类似于现代医学的各类神经功能。慢性胃炎表现为胃痛时，同时存在胃肠运动功能紊乱状态，且多数情况为副交感神经功能亢进，交感神经功能低下；此外，尚可伴有乏氏动作反应指数、呼吸差、半卧心律等反映迷走神经功能的指标异常。其次是慢性胃炎患者伴有焦虑、抑郁性心理障碍，就会使机体处于一种高应激反应状态，从而引起交感神经兴奋，导致胃肠痉挛、黏膜血管收缩、局部缺血，形成大量氧自由基，引起脂质过氧化反应，使胃肠黏膜被破坏，导致慢性胃炎缠绵难愈或加重。调整心神类中药有助于改善交感、副交感神经功能，促进氧自由基的清除。这些都为运用心胃同治法则治疗本病提供了依据。

2. 治疗方法

（1）理气调神法

症见胃脘胀痛，痛连两胁，嗳气频作，情绪低落，失眠多梦，多思善虑，舌苔薄白，舌质淡红，脉弦。辨证为气郁失疏。病因情志不遂，肝郁气滞，横逆犯胃而痛作；

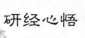

气机不利，失于疏泄，则心神失于调畅而呈现情志异常。治拟理气解郁、调畅心神为法。方剂以柴胡疏肝散合甘麦大枣汤加减，可选加绿萼梅、旋覆花、佛手、炒谷芽、炒麦芽、柏子仁、灵芝等品。

（2）清胃泻心法

症见胃脘灼热疼痛，口干而苦，烦躁易怒，夜寐多梦，泛酸嘈杂，苔薄黄，舌红，脉弦数。辨证为胃热扰心。病因气郁日久，化热犯胃，上扰心神而成。治拟清泄胃热、泻心安神。方剂用化肝煎合导赤散加减，可选加黄连、龙胆草、浙贝母、麦冬、远志等品。本证若伴有大便秘结难解，可选加大黄、桃仁化瘀通腑，二药既有利于胃腑通顺，又能通脉泻心，有助于心神潜藏。

（3）蠲痹宁心法

症见胃脘隐痛，胸脘痞满，恶心纳差，喉间如有物塞，多思善虑，惶惶不可终日，舌苔白腻，舌质淡红，脉弦细滑。辨证为痰气痹阻。病因气滞痰阻、痰气痹阻于胃而成胃痛；上扰于心而心失藏神，呈现情志不安。治拟化痰蠲痹、宁心安神为法。方剂用半夏厚朴汤合安神定志丸加减，可选加威灵仙、北秫米、神曲等品。

（4）调补心脾法

症见胃脘隐痛，喜温喜按，大便溏薄，失眠多梦，心悸健忘，头目眩晕，神疲纳差，舌苔薄白，舌质淡，脉细弱。辨证为心脾双亏。病因虚劳气血不足，中阳受损，心神失养所致。治拟温中健脾、养血补心为法。方剂用归脾汤合桂枝甘草汤加减，可选加干姜、吴茱萸、柏子仁等品。

（5）益胃养心法

症见胃痛隐隐，口干舌燥，大便干结，口干欲饮，失眠心悸，焦虑多思，形体消瘦，舌质红，少苔，脉细数。辨证为心胃阴虚。病因辛热伤胃、思虑伤脾导致胃阴不足，胃体失养而成胃痛；胃阴损伤日久，生化不足致使心阴亦亏。治拟滋阴益胃、养心安神为法。方剂用一贯煎合百合地黄汤加减，可选加白芍、炙甘草、麦冬、酸枣仁等品。

（6）通脉化瘀法

症见胃脘刺痛，痛有定处而拒按，食后痛甚，失眠心烦，口干不欲饮，胸满不适，或舌边有瘀斑，脉弦涩。辨证为心胃血瘀。病因胃损日久，胃络瘀阻，瘀血循脉入心，心脉受阻，藏神失司，形成胃痛与神情失常同现之证。治拟化瘀和胃、通脉宁神为法。方剂用血府逐瘀汤合琥珀多寐丸加减，可选加丹参、莪术、合欢皮、夜交藤等品。

3.典型病例

患者，女，43岁。2004年10月27日初诊。

半年前，患者因家庭琐事争吵后，出现胃脘胀痛，痛连两胁，伴有胸闷善太息，大便不畅，无恶心呕吐，无泛酸嘈杂，无心悸失眠。曾予柴胡疏肝散加减治疗半月，症状减轻但未愈。后转诊西医，经胃镜检查提示慢性浅表性萎缩性胃炎，病理报告示萎缩性胃炎伴中度不完全结肠型肠上皮化生。复转诊中医，仍予疏肝散加减治疗无效，乃求诊于我处。

刻诊：胃痛隐隐，喜温喜按，饮食冷饮及西瓜等物加重，大便溏泄，失眠时作，心悸乏力，胃纳不佳，情绪低落悲观，面色萎黄不华，舌淡胖，苔薄白，脉细弱。

诊断：胃脘痛。

辨证：心脾两虚。

治法：温中健脾、养血补心，佐解毒化瘀。

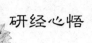

方药：归脾汤合桂枝甘草汤加减。

生黄芪 30g，太子参 30g，白术 12g，茯苓 12g，当归 10g，酸枣仁 12g，远志 6g，木香 10g，桂枝 6g，炙甘草 5g，柏子仁 10g，香茶菜根 30g，白花蛇舌草 30g。每日 1 剂，水煎服。

以上方为主，略有加减，服药 3 个月，诸症消失。胃镜复查转为慢性浅表性胃炎，病理报告示结肠型肠上皮化生。随诊半年未复发，且情绪稳定。

按：本患者起因于肝郁犯胃，予疏肝和胃有效但未愈。继而发现萎缩性胃炎伴结肠型肠上皮化生，因虑其癌变而出现焦虑症状，并演变成心脾两虚之证，故再予疏肝理气无效。笔者转拟归脾汤合桂枝甘草汤加减。归脾汤健脾养心，为心脾双补之剂，合用桂枝甘草汤温通心阳，以增心主藏神之效。香茶菜根和白花蛇舌草具有解毒化瘀之功，意在逆转结肠型肠上皮化生之病理；柏子仁助酸枣仁宁心安神。全方重在心脾双调、心胃同治，在温中健脾基础上加用宁心安神，故能获得良效。

〔中国中医药信息杂志，2006，13（10）：81-82。〕

从肺郁治杂病

"诸气膹郁，皆属于肺"出自《素问·至真要大论》，为病机十九条之一。历代医家多从胸中满闷咳喘之证多属肺病角度来解释。如王冰将"膹"注释为"膹满"，张介宾注释"郁"为"痞闷"，可见膹满痞闷之证均不离肺主呼吸之气失司的本脏病变。笔者认为，此条病机理论具有病机指向多元性，泛指全身气机病变与肺气郁滞相关，呈现多种临床病症。临床上某些脏腑气机郁滞之证，若疏肝理气不效，可求助宣通肺气，每多效验，下择其医案四则介绍如下。

1. 郁证

王某，女，49岁。2017年3月5日初诊。

患者1年前因与人争吵后心绪不宁，喜悲欲哭，眠差纳呆，时感胸中满闷。诊见：口干口苦，尿少色黄，舌尖红，舌苔薄黄，脉弦细数。其余检查均正常。患者曾服疏肝健脾、宁心安神中药乏效。辨证为心肺阴虚型郁证。治拟养阴润肺、宁心安神。处方以百合地黄汤加味：百合、生地、龙骨（先煎）、牡蛎（先煎）各30g，麦冬、柏子仁、北沙参各15g，五味子5g，川黄连3g。服药7剂，患者睡眠和口干口苦症状有好转，但胸中满闷及情绪不佳依然。此虽阴虚得滋，但肺气郁滞未解，故治拟养阴宁心、宣通肺气。原方去川黄连、五味子，加桔梗5g，全瓜蒌、炒麦芽各30g，郁金15g。服药14剂，诸症明显好转。继以养阴宣肺法调治1月而愈。

按：本案首诊时未重视肺气郁滞之病机而仅用养阴安神，故疗效不显。二诊加入宣通肺气之桔梗、全瓜蒌、郁金、炒麦芽等药物，取效满意。肺气郁滞与肝气郁积的不同之处在于前者胸中满闷，后者主要表现为两胁胀满。故前医投用疏肝理气之品无效，且疏肝解郁药辛燥易伤阴，使其肺阴更伤，而宣通肺气之品则无此弊端。

2. 梅核气

夏某，女，42岁。2017年3月26日初诊。

患者咽喉部异物堵塞感半年，吞之不下吐之不出，伴有胃脘痞满，干咳，便干，身重乏力，形寒肢冷，舌苔薄白腻，舌质淡红，脉弦滑。喉镜检查无殊。胃镜检查示浅

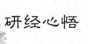

表性胃炎伴糜烂。患者曾用半夏厚朴汤、逍遥散等方药未效。本病为梅核气，辨证为肺阳不展、肺气郁滞、痰气交阻。治拟宣通肺气、化痰开结。处方：姜半夏、厚朴、茯苓各12g，苏叶、薤白、杏仁、枳壳各10g，白芷、青皮、槟榔各15g，全瓜蒌、太子参各20g，桔梗、生甘草各5g。7剂后诸症减轻。后继服1月而愈。

按：本案虽按常规应用半夏厚朴汤理气化痰散结，看似方药对证，但实未抓住本证肺气郁滞的本质。患者伴有形寒肢冷，非仅痰气交阻，其病本在于肺阳不展，肺气郁滞，故宜在半夏厚朴汤基础上加用薤白、杏仁、枳壳、白芷、全瓜蒌、桔梗等宣通肺阳之品，佐用青皮、槟榔导滞通腑，太子参、生甘草健胃和中，共奏理气化痰、宣肺通阳、导滞散结之功。此案提示宣通肺气要着眼通达肺阳，阳不痹阻方能肺气通畅。

3. 习惯性便秘

董某，女，28岁。2017年3月12日初诊。

患者习惯性便秘3年。诊见：大便5～6日1行，便质不干，欲便不爽，时有胸脘胀满，舌质淡红，苔薄白，脉弦滑。曾做腹部B超、肠镜检查无殊。患者曾用六磨饮子、麻仁丸等加减效果不显。辨证为肺气郁滞，传导失司之便秘证。治拟肃肺降气、通便导滞。处方：木香、乌药各10g，槟榔、枳壳、杏仁各12g，莱菔子、桑白皮各15g，瓜蒌仁、苏子各20g，酒大黄5g。服用7剂，1周内解大便3次。原方加减调理半月大便正常。

按：本案便秘时间虽长，但便质不干，欲便不爽，属肺气郁滞而非肠燥使然，伴胸脘胀满，亦属肺气郁滞。然通达肺气，有宣通、肃降之异。本案选用莱菔子、桑白皮、瓜蒌仁、苏子、杏仁等润肺下行之品，具有肃降肺气、润肠通便之功，与其他理气导滞之品相配通便疗效显著。

4. 前列腺增生症

王某，男，76岁。2017年3月5日初诊。

患前列腺增生10年余，伴咳喘5年。诊见：小便量少频数，夜尿5～6次，小腹胀满，咳喘胸闷，咳痰白稠量少，舌苔黄腻，舌质偏红，脉弦滑。辨证为痰热阻肺、肺失通调、水道失利。治拟清热化痰，肃肺调水。处方：炙麻黄、杏仁、龙胆草、柴胡、浙贝各9g，黄芩、石韦各12g，生地黄、牡蛎（先煎）各30g，栀子、当归、莪术、乌药各10g，车前子20g（包煎），桔梗6g。以此方为主治疗3个月，小便次数转常，咳喘减轻。B超复查前列腺较前缩小。后以麦味地黄丸滋肾养肺善后。

按：本案患者尿频，病在下焦，但单用清热利湿、化痰散瘀方药恐难达到最佳效果。若上溯本源，下病上治，配用肃肺降气之品，或能增加疗效。故以龙胆泻肝汤加石韦、莪术、乌药清热利湿、化瘀散结，合用麻黄、杏仁、桔梗、浙贝、牡蛎等肃肺降气之药，既治咳喘，又助调水。

〔浙江中医杂志，2018，53（3）：230-231。

合作者沈秀伟、王杨帆、鲍平波。〕

宣肺通脉法治疗外感肺卫证之经验

外感肺卫证是指感受当令之邪，所引起的表现为一系列卫分和肺气病变的急性外感热病。其治疗以辛凉解表、清泄肺热为常法。第三批全国中医药专家学术经验继承工作指导老师王晖主任医师，积近40年之临床经验，治疗本

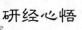

证独有创见，每在宣肺透邪基础上加入活血通脉药物，诸如赤芍、丹参、桃仁、地龙、丹皮、川芎等，笔者称之为"宣肺通脉"法。现将有关内容整理介绍如下。

1. 理论渊源

王师辨治温病，遵循叶天士"温邪上受，首先犯肺，逆传心包"理论，运用卫气营血辨证方法，认为温热病邪多从口鼻而入。卫循肌表而熏肤泽毛，肺居上焦而开窍于鼻，故肺卫首当其冲，病之初以上焦手太阴肺经为病变中心，即吴鞠通所谓"凡病温者，始于上焦，在手太阴"。卫气营血辨证可以揭示外感温热病的病位深浅、病情轻重、病势进退。外感肺卫证是卫分证和肺之气分证的合称。卫分证是指温邪初犯人体肌表，肺气失宣，卫气受郁而出现的一个证候类型。其临床症状特点是：发热微恶风寒，头痛，少汗，咽痛，咳嗽，口微渴，舌苔白或薄黄，舌边尖红，脉浮数等。卫分证不解，邪传入里，可出现肺之气分证，临床症状是：身热不恶寒，咳嗽，气促，渴欲冷饮，咳痰黄稠，舌质红，舌苔薄黄燥或黄腻，脉数。因两种病证常同时存在，故合称外感肺卫证。常规治疗上，卫分证可用辛凉透表，如桑菊饮、银翘散之类；热壅肺气之气分证，可用麻杏石甘汤加减。然验之临床，部分患者疗效欠佳，而加入活血通脉之品，每能增加疗效。

究其原理，王师认为与肺之生理功能相关。《素问·经脉别论》曰："肺朝百脉。"《灵枢·邪客》曰："宗气者，积于胸中，出于喉咙，以贯心脉，而行呼吸焉。"肺朝百脉即是指心所主之血脉均汇聚于肺，通过肺司呼吸进行气体交换；宗气积于胸中，一走息道以行呼吸，二贯心脉以行气血。故血脉通畅与否直接相关于肺气功能。外感肺卫证的共有病理是温邪外侵，肺气受郁，肺脏功能失调，必有潜在的脉道不畅病理。桑菊饮、银翘散、麻杏石甘汤等方剂重在宣肺达邪，通过祛邪以复肺气，而非通脉以助肺气之复常。若既能辛凉祛邪又能活血通脉，则治法更趋完善，此即宣肺通脉法。然本法有异于温病热入营血之凉血散血之法。前者系营血分无邪，活血通脉并非直接入脉祛邪，而在于调动未病脏气来协助治疗已病脏气，从而达到"疏其血脉，令其调达"之目的，属调节整体正气以共祛外邪之举；后者乃邪入营血，需清泄营血分之邪热，属外邪已由本脏犯及相关他脏的祛邪之法。因此，治疗外感肺卫证兼用活血通脉药，良为治未病之大法。

2. 临床运用

以上述理论为指导，王师运用宣肺通脉法治疗外感肺卫证之发热咳嗽等，每能获得佳效。现举王师验案数则，以资说明。

（1）风温犯肺，热郁胸膈案

某男，28岁。2005年4月30日初诊。

患者发热咳嗽3天，体温39.8℃，微恶风寒，伴心悸不安，神疲乏力，口渴，胃脘胀满，大便不畅，咳痰白黄稠，舌质红，舌苔薄黄腻，脉滑数。胸片无殊，心电图示窦性心动过速，血常规示 WBC 11.50×1O9/L，N 80%。证属风温犯肺，热郁胸膈。治拟辛凉透表，清泄郁热，宣肺通脉。方用银翘散加减：金银花30g，连翘20g，淡竹叶15g，焦栀子10g，炒牵牛子10g，薄荷6g（后下），芦根30g，甘草6g，滑石15g，丹参30g，牡丹皮10g。4剂。每日2剂，上下午各煎服2次。二诊患者热退至37.0℃，心

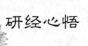

研经心悟

悸平，血常规正常。遵前法再进3剂，改为日服1剂，诸症皆除。

按：本案为风温上犯肺卫，肺气失宣，故发热恶寒、咳嗽痰稠；热郁胸膈，心神被扰，故心悸不安；热盛津亏，腑气不降，故口渴、胃胀、便秘。治用银翘散加减以辛凉透表，焦栀子、滑石透泄郁热，更用丹参、丹皮活血通脉，以助畅通肺气。全方具有透表于外、泄热于下、通脉于胸之功，故获效迅速。

（2）风温犯肺，痰热结胸案

某男，25岁。2000年6月4日初诊。

患者1周前感冒，出现发热恶寒，咳嗽少痰，经治不效，渐至壮热（39.0℃）口渴，思冷饮，咳嗽气急，咯痰黄稠量多，汗少，胸闷痛，苔白腻根微黄，舌质稍红，脉滑数。查胸片示左上肺炎。证属风温犯肺，痰热结胸。治拟清热化痰，宣肺通脉。方用银翘散合小陷胸汤加减：金银花30g，连翘20g，桔梗6g，杏仁10g，瓜蒌仁30g，桃仁10g，川芎6g，荆芥10g，甘草6g，羊乳30g，三叶青30g，法半夏10g，茯苓10g，陈皮10g，竹茹10g。4剂。每日1剂，上下午各煎服1次。二诊患者发热减，咳嗽减轻，痰少质稠，口干胸痛好转。此邪热渐退，阴伤痰阻，加玄参15g、橘络10g。7剂而愈。

按：本案为风热犯肺，灼津成痰，痰热互结于胸，形成痰热结胸之证。治拟金银花、连翘、荆芥、甘草辛凉透热，桔梗、杏仁、瓜蒌仁、羊乳、三叶青、竹茹宣肺清热化痰，半夏、茯苓、陈皮祛湿化痰，川芎、桃仁活血通脉。全方共奏辛凉透热、清热化痰、宣肺通脉之功。二诊加玄参、橘络，意在增强养阴化痰之功。

（3）风温犯肺，湿热内阻案

某女，39岁。2003年5月16日初诊。

患者3天前开始发热，体温高达39.5℃。经胸片检查两肺纹理增粗，血白细胞升高，已用大量抗生素仍未能退热。刻诊：发热下午为甚，体温40℃，胸腹灼热，微微恶寒，少许咳嗽，头痛身重，呕吐便溏，肢倦纳呆，舌淡红苔薄腻，脉滑数。证属风温夹湿。治拟宣畅气机，清利湿热，活血通脉。方用银翘散合三仁汤加减：金银花30g，连翘20g，淡竹叶15g，焦栀子10g，杏仁10g，薄荷6g（后下），芦根30g，甘草6g，滑石15g，薏苡仁30g，白蔻仁6g（后下），赤芍30g，川芎6g。4剂。每日1剂，水煎服，上下午各煎服1次。二诊热退，身重减，纳开，咳嗽减少，前方加枇杷叶15g。7剂后，咳嗽好转，余症皆除。

按：本案属风温犯肺，湿热阻遏三焦，以银翘散透表宣肺，杏仁、薏苡仁、白蔻仁三仁相伍，宣上畅中渗下，重用赤芍、川芎活血通脉，共奏辛凉透表、疏理三焦、宣肺通脉之功。

（4）风温犯肺，邪热壅盛案

某女，45岁。1995年11月8日初诊。

患者发热咳嗽伴左胸胁痛2天，初有恶寒，继而但热不寒，咳痰不畅，气急，汗出，烦渴，听诊右下肺可闻及少量湿啰音，舌质红，舌苔黄，脉滑数。胸片示右下肺炎，血常规示：WBC 11.0×10^9/L，N 87%。证属风温病，邪热壅肺证。治拟清肺化痰，宣肺通脉。方用麻杏石甘汤合千金苇茎汤加减：炙麻黄6g，杏仁10g，甘草6g，生石膏30g（先煎），桃仁15g，广地龙15g，赤芍20g，薏苡仁30g，冬瓜仁30g，芦根30g，三叶青30g，黄芩15g。7剂。

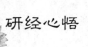

每日1剂，上下午各煎服1次。二诊痰畅热平，胸痛减，前方再进7剂而愈。

按：本案用麻黄、杏仁开宣肺气，石膏、三叶青、黄芩、芦根清泄肺热，薏苡仁、冬瓜仁清热化痰，桃仁、赤芍、地龙活血通脉，共奏清热化痰、宣肺通脉之功。

以上四案，均为风温在肺之病，但有热郁胸膈、痰热结胸、湿热内阻、邪热壅盛之不同兼症，治疗在宣肺解表基础上，分别使用清解郁热、化痰开结、清利湿热、清肺化痰，同时均选用了一些活血通脉之品，可使其治疗效果明显提高。

3. 体会

中医药治疗感染性发热具有优势和特色。王师治疗本病，用药看似平淡无奇，却屡奏奇功。笔者体会有二：一是王师凭其深厚的中医基本功，辨证准确，用药精当，配伍合理，力避见热清热、滥用苦寒；二是王师积近40年之临床经验，独有心得，佐用活血通脉法治疗外感肺卫证，形成独特的治疗外感热病的学术经验。现代药理证实，一些活血通脉中药诸如桃仁、赤芍、丹参、川芎等，对呼吸道致病菌有抑制作用，且能改善微循环、促进炎症吸收，与一些辛凉透表中药中的挥发油成分相合，起到抗炎、退热的协同作用。王师的宣肺通脉法治疗外感肺卫证的学术经验，值得研究推广。

〔中医药临床杂志，2005，17（8）：330-331。

指导王晖，合作者叶蓉。〕

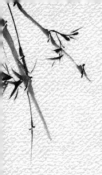

仲景学说研究心悟

诊断发微

仲景水诊临证运用特色

水诊，是指通过审察患者对饮水的不同反映，来判别病因病机的一种诊断疾病的方法。张仲景在《伤寒论》《金匮要略》中，对兼有口渴的患者，有三十多处使用了水诊。现就有关内容作一探讨。

1. 水诊的作用

水诊作为中医诊法的一种，一般在患者伴有口渴欲饮时更显示出诊断作用。仲景水诊的作用具体有以下几点：

（1）揭示病机

水性寒凉，具有补充津液之功用，又有伤阳、助饮之弊。寒热虚实不同病机的患者，对饮水显示出不同的反应。《伤寒论》373条："下利，欲饮水者，以有热故也，白头翁汤主之。"下利有因寒因热的不同病机，本条以欲饮水揭示了热邪致利的内在病机，故用清热凉血止痢的白头翁汤治疗。又如《伤寒论》226条："若胃中虚冷，不能食者，饮水则哕。"揭示食少伴饮水则哕者，其病机在于胃中虚寒。再如《金匮要略·消渴小便不利淋病脉证并治》云："脉浮发热，渴欲饮水，小便不利者，猪苓汤主之。"本条论述水热互结，郁热伤阴的小便不利证治，其阴虚病机仅从渴欲饮水得到反映，故猪苓汤除利水清热之品外，配用阿胶滋阴润燥。

（2）诊断病证

对某些病证，仲景每合参水诊来确定诊断。如《金匮要略·惊悸吐衄下血胸满瘀血病脉证治》云："病人胸满，唇痿舌青，口燥，但欲漱水不欲咽，无寒热，脉微大来迟，腹不满，其人言我满，为有瘀血。"本条若无舌青、口燥但欲漱水不欲咽之症状，似为气滞证，但具备上述两个症状后，其瘀血证的诊断就被确定。又如《金匮要略·消渴小便不利淋病脉证并治》云："男子消渴，小便反多，以饮一斗，小便一斗，肾气丸主之。""渴欲饮水，水入则吐者，名曰水逆，五苓散主之。"前者为肾虚型消渴病，以大量饮水和多尿为诊断依据；后者属水蓄膀胱、饮停胃腑之水逆证，以饮水即吐和小便不利为主要诊断依据。而此二证的确定，水诊是不可缺少的诊断手段。

（3）据水论治

水诊不但有利于辨证，而且还直接指导治疗用药。《金匮要略·呕吐哕下利病脉证治》云："胃反，吐而渴欲饮水者，茯苓泽泻汤主之。"本条胃反呕吐，乃胃有停饮所致，吐后饮邪未除，必是渴欲饮水而不喜咽，与吐后津伤口渴之欲饮喜咽不同，故用温胃化饮之茯苓泽泻汤治疗。又如《伤寒论》386条云："霍乱，头痛发热，身疼痛，热多欲饮水者，五苓散主之；寒多不用水者，理中丸主之。"本条为吐利兼现，热多、寒多的不同证治。前者为太阳表证，内有蓄水郁热，宜用五苓散分利解表，透散郁热。后者属太阴虚寒兼有表证，宜用温中散寒之理中丸治疗。二者症状类似，以饮水与否为论治依据。再如《伤寒论》175条云：“伤寒，脉浮，发热无汗，其表不解，不可与白虎汤；渴欲饮水无表证者，白虎加人参汤主之。”本条论述伤寒表证禁用白虎汤，阳明气分热盛、气津两亏且无表证者宜用白虎加人参汤。而后者的指征则是渴欲饮水，且喜冷饮。

（4）预测病势

疾病的传变和预后，有其内在的规律。水诊是掌握这一规律的重要方法。《伤寒论》202条云：“阳明病，口燥，但欲漱水不欲咽者，此必衄。”阳明病渴而能饮，是热在气分。渴而欲漱水不欲咽，为热入营血，必将出现血热妄行所致的衄血等症状。《金匮要略·呕吐哕下利病脉证治》云：“呕吐而病在膈上，后思水者，解，急与之。”本条为饮停膈上而致呕吐，是邪在上有因势上越外出之机。吐后渴欲饮水，且饮而能咽，提示饮去阳复，病趋痊愈。再如《伤寒论》71条云：“太阳病，发汗后，大汗出，胃中干，烦躁不得眠，欲得饮水者，少少与饮之，令胃气和则愈。”本条口渴饮水，是邪解病愈的征兆。并且少量饮水起到补充津液、促进康复的作用。

2.水诊的内容

归纳张仲景运用水诊的方法，其诊察内容主要有以下几方面：

（1）察水之是否喜咽

患者口渴喜饮，若饮之喜咽，多属热盛津亏，或湿热化燥；不喜咽者则属水饮内停，或血分邪热，或气机郁滞，或瘀血内阻，或阴血不足。

（2）观饮后有否呕吐

口渴不喜饮患者，勉强让其咽下，若咽后即吐者，多属水饮内停，或胃中虚寒；不吐者为阴虚，或瘀血，或气滞。

（3）审饮之喜寒喜热

渴喜冷饮者多属热盛津亏；渴喜热饮者多属阳虚水津失布。

（4）看饮水数量多寡

饮水量多者热甚津亏严重，或消渴为病；量少者津亏不盛，或阳虚、气郁所致水津不布。

（5）问饮后小便利否

饮后小便不利，多为水饮内停；饮后小便适量增加，为津液来复之兆；饮后多尿则为消渴病。

（6）询饮后伴随症状

饮水后伴见心悸气促，属胸阳不足；饮后脘腹胀满，多属气滞脾弱；饮后泄泻，多属脾肾阳衰；饮后汗出，多为邪解之势；饮后脘腹疼痛，多为饮邪内结。

3.临床运用

不论是外感病，还是内伤杂病，都有水诊的适宜病证。笔者对此颇多心得，兹举一例以资说明。

张某，女，32岁。1990年7月12日诊。

患者因发热10天来院求诊，确诊为"副伤寒"。确诊后予静滴丁胺卡那霉素及口服氟哌酸等治疗3天未效。至第4天体温高达39.5℃，医生因虑其高热脱水，在原抗生素输液基础上增加输液量至2000mL，待输液将完时，患者自觉症状加重，测体温38.8℃，伴见胸脘痞满，口干泛恶，眩晕头重，小便短少，舌苔白厚腻，舌质淡红，脉濡缓。询得患者口干欲饮，但饮后即吐。心肺听诊无殊。拟诊为湿温病湿重于热型合并蓄水证。治疗以三仁汤合五苓散加减。药用：杏仁 10g，白豆蔻 5g（后下），薏苡仁 30g，滑石 20g（包煎），厚朴 10g，姜半夏 12g，桂枝 6g，茯苓 15g，白术 10g，泽泻 12g，猪苓 12g，车前子 12g（包煎）。2 剂。并于次日控制输液量在 500mL 以内，抗生素照旧。服完中药 2 剂后，发热退，饮水后不呕吐，其他症状基本消失。停静脉输液，继续口服氟哌酸，以三仁汤加减调治 5 天而愈。

本案患者本为湿温病，因输入寒性液体过多，进一步阻碍脾胃运化水湿之功能，导致水停体内而合并蓄水证。其蓄水证诊断的主要依据是水入即吐。故在三仁汤治疗湿温病的基础上合用五苓散以治蓄水证，获得理想疗效。

4. 结语

综上所述，水诊是诊察疾病的一种重要方法。张仲景是水诊的创立者，其诊法在《伤寒论》《金匮要略》中得到充分的运用。但水诊作为中医众多诊法中的一种，必须与其他诊法同时使用，综合判断，方能提供准确、有效的诊断依据。

〔中医药学刊，2002，20（5）：663-664。〕

《伤寒杂病论》数脉浅析

数脉，是临床常见脉。《伤寒论》《金匮要略》中的数脉，除表现在火热亢盛和阴虚内热的热证中，尚见于以下多种情况。

1. 表邪外泄

《伤寒论》57 条曰："伤寒发汗，已解，半日许复烦，脉浮数者，可更发汗，宜桂枝汤。" 49 条曰："脉浮数者，法当汗出而愈。" 此脉数，并非风寒表邪热化，实乃卫阳正气与风寒表邪交争激烈，正将胜邪，邪随汗泄之信息。可用桂枝汤之辛温解表促使邪随汗泄，待其汗出微微则脉静身凉而病愈。本证数脉，必浮数有力，舌苔薄白不黄不燥，口润不燥不渴。

2. 水饮内结

《伤寒论》72 条曰："发汗已，脉浮数，烦渴者，五苓散主之。" 本条属表邪不解，随经入腑，邪与水结之蓄水证。其数脉之机理为水饮内结，有形水饮壅塞心脉所致。故《金匮要略·痰饮咳嗽病脉证并治》曰："脉弦数，有寒饮。" 临床上某些胸膜炎、心包积液、肝硬化腹水等水饮内结证，四诊并无热象，但其脉来滑数或弦数，皆因积液压迫心脏、心率加快所引起。

3. 内脏虚寒

阳气不足，本应脉呈迟缓。但亦有阳虚内寒，寒盛格拒虚阳，虚阳鼓动于脉道而呈数脉。《伤寒论》122 条曰："病人脉数，数为热，当消谷引食，而反吐者，此以发汗，令阳气微，膈气虚，脉乃数也。" 此为胃阳虚衰所致的数脉。《金匮要略·肺痿肺痈咳嗽上气病脉证治》曰："寸口脉数，其人咳，口中反有浊唾涎沫者何？师曰：为肺痿之病……此为肺中冷……甘草干姜汤以温之。" 此为肺脏虚寒之数脉。虚寒之数脉，必数而无力，伴畏寒肢冷，喜温喜暖，舌淡苔白滑等阳虚症状。

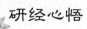

4. 虚阳外脱

《伤寒论》285 条曰："少阴病，脉细沉数，病为在里，不可发汗。"本条虽未明言少阴病寒化还是热化，但二者均可出现该脉。前者属元阳虚损，阴寒内盛，虚阳外脱之亡阳危证。其脉数必数而沉细无力，或数而浮大无力，兼见面红肢冷、汗出淋漓、精神萎靡、舌淡苔白滑、血压降低等症状，亦即仲景四逆汤、四逆加人参汤之适应证。故陆渊雷《诊断治疗学》诫曰："心脏衰竭及麻痹，见于热性病虚脱期者……俗医以其脉数，犹以为热，犹用寒凉药，故亡阳证遇俗医者，百无一生。"

5. 痈疡成脓

痈疡虽属火热之证，脉数亦为对证之脉。但因痈疡属热胜肉腐之变，火热逼迫血脉较一般火热证为甚，故其数脉另有特点。仲景每以数脉来判别痈疡成脓与否。如《伤寒论》332 条："伤寒……后三日脉之，而脉数，其脉不罢者，此为热气有余，必发痈脓也。"《金匮要略·疮痈肠痈浸淫病脉证并治》曰："肠痈……脉洪数者，脓已成。""肠痈之为病……身无热，脉数，此为腹内有痈脓，薏苡附子败酱散主之。"笔者曾观察过数例肝脓疡患者，虽然其发热早期与脓疡成形期的热度相同，且同现数脉，但后者的脉搏一般比前者每分钟快 10 余次，故体察同一患者的数脉程度，似可推测体内脓疡形成与否。

6. 血证失血

人体之脏腑，有赖血液之濡养。若突发体内出血，血量减少，则心脉必须加快运行，以代偿脏腑对血液需求，故出血者必呈数脉。如《金匮要略·呕吐哕下利病脉证治》："下利，寸脉反浮数，尺中自涩者，必圊脓血。"出血之后，其人数脉持久不缓者，预后较差。如《金匮要略·惊悸吐衄下血胸满瘀血病脉证治》曰："夫吐血，咳逆上气，其脉数而有热，不得卧者，死。"虽然出血有寒热不同病因，但形成数脉的主要机理是失血。

7.气血虚损

《金匮要略·呕吐哕下利病脉证治》曰："寸口脉微而数，数则无气，无气则营虚，营虚则血不足，血不足则胸中冷。"虽然气血虚损患者并不全部表现为数脉，但确有部分患者出现细数无力之脉。其机理诚如张锡纯《医学衷中参西录》所云："元气虚极莫支者，其脉可至极数，设有人或力作，或奔驰，至气力不能支持之时，其脉必数，乃以力倦不能支持，以防气虚之不能支持，其事不同而其理同也。""凡治虚劳之证……理气多于补气药，则脉即加数，补气药多于理气药，则脉即渐缓；是知脉之数与不数，因视乎血分之盈亏，实尤兼视乎气分之强弱。"

此外，《伤寒论》4条曰："伤寒一日，太阳受之，脉若静者，为不传，颇欲吐，若躁烦，脉数急者，为传也。"其脉数是因病邪由表入里之故。《伤寒论》367条曰："下利，脉数而渴者，今自愈……"其脉数是正气未复之象。《金匮要略·腹满寒疝宿食病脉证治》曰："脉数而滑者，实也，此有宿食，欲愈，宜大承气汤。"其脉数乃宿食积滞肠道使然。

由此可见，仲景所述数脉，有寒热之分、虚实之异。不可一见数脉，就臆断为热证，滥投寒凉。

〔四川中医，1992，10（6）：2-3。〕

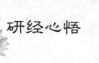

太阳表虚非虚浅论

张仲景所著《伤寒论》，将太阳病表证分为太阳伤寒和太阳中风。《伤寒论》第2条及第12条分别论述太阳中风症状和方药："太阳病，发热，汗出，恶风，脉缓者，名为中风。""太阳中风，阳浮而阴弱，阳浮者，热自发，阴弱者，汗自出，啬啬恶寒，淅淅恶风，翕翕发热，鼻鸣干呕者，桂枝汤主之。"后世医家据此二条文认为太阳中风证，有汗出、脉浮缓，系风中太阳之表，与寒邪侵袭太阳之表而出现的无汗出、脉浮紧相互对列，有虚实之异，将太阳中风称为太阳表虚证，太阳伤寒谓之表实证。不少医家遂随文衍义，认为太阳表虚证即属虚证。然笔者反复研读《伤寒论》全文，认为该观点存在理论和临床的矛盾，割裂病、证、理、法、方、药的系统性和一致性，有悖仲景的表里虚实理论。太阳中风证既非太阳表虚，更不属虚证，而是有别于太阳伤寒的另一类表实证。

1. 太阳表虚证概念溯源

伤寒与温病的病因之异，在于伤寒病为外感风寒之邪，温病乃感受风温之邪。风寒之邪又有风重寒轻和风轻寒重之不同。因风性开泄，犯表易致出汗，故太阳中风表证乃风伤营卫之和谐而有汗出之症状；寒性收敛，犯表易致腠理闭阻而无汗，故呈太阳伤寒之特征。仲景在《伤寒论》中只将外感风寒以风为主的外感表证称为太阳中风证，而将外感风寒以寒为主的外感表证称为太阳伤寒证，从无表虚、表实之称谓。表虚说首见于宋代许叔微的《普济本事方·伤寒时疫》，书中云："是以自汗为表虚，故仲景用桂枝以发其邪，芍药以和其血。"金代成无己《注解伤寒论》提到"反汗出恶风者，中风表虚也，与桂枝汤以和其表……且麻黄主表实"。由此可见宋金时期诸医家始有表虚表实的说法，到清代太阳表虚证的提法逐渐成为一种共识。《医宗金鉴》云："凡风寒在表，脉浮弱自汗出者，皆属表虚，宜桂枝汤主之。"其作为官方修订的医学专著，对于后世医家影响甚大，故太阳表虚证一名虽非仲景本意，却一直沿用至今。现行的全国高等院校统编教材《伤寒论选读》也采用太阳中风为表虚证一说。

2. 太阳中风证属性为实

仲景的六经病理论和表里虚实的概念均秉承于《内经》，邪在太阳之表，均为外感实证，其理法方药集中于解表祛邪。

（1）从病因病机分析

虚证指正气不足，机体脏腑功能减退所表现的证候；实证乃感受外邪，邪气盛，或因痰火、瘀血、虫积、食积、水湿等阻滞所引起的实性证候。太阳中风证病因乃外感风邪，病机为风邪袭表，营卫不和，卫强而营弱。所谓"卫强营弱"，指卫气亢盛于表，营阴相对偏弱。属实证范畴内的营弱，而非正虚邪恋。符合《素问·通评虚实论》"邪气盛则实，精气夺则虚"之实证的概念。程郊倩在《伤寒论后条辨·辨太阳病脉证并治》注解说："卫受风邪，肌表不能固密，此亦卫之弱处，何以为强？然邪气盛则实，故云强也。"再次强调了太阳中风证邪气盛则实的病机。

（2）从症状表现分析

历代不少医家多以"汗出"的症状来判断太阳中风证为虚证。汗出既有正虚失固的因素，更有外邪的因素。风

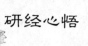

为阳邪，开泄为其特性，风性趋上而犯于卫表，致腠理疏松，营卫失调，汗液外泄，故而可见汗出、恶风、脉浮缓。其汗出恶风等症状，并不是营卫气虚，而是风扰卫表，邪正相搏交争所致，与久病体虚之卫阳虚弱、正气不足致汗孔失固之汗出大相径庭。太阳中风证乃新感外邪，邪气盛实，病程较短，伴有发热等症状，其表邪宜用祛风解表的方法去除，而非固表止汗。若见汗出即为虚证，则仲景所谓"风温为病，脉阴阳俱浮，自汗出"，应为虚证而当补气。阳明病里热实证"身大热、汗大出、口大渴、脉洪大"亦为虚证而不当用清泻实热的白虎汤。

（3）从治法方药分析

太阳中风证，在《伤寒论》中用"群方之冠"的桂枝汤发汗解肌、调和营卫来治疗。盖太阳病属阳，病位在表，除某些误治而变生他证之外，汗法是太阳病治疗根本原则。桂枝汤是以发汗解表为主的方剂。方中以桂枝为君，辛温散寒、发汗解肌，芍药和营敛阴，桂枝配伍芍药，达到解肌发表、调和营卫的功效，佐以生姜助桂枝解表散寒，大枣、甘草调中和胃。《伤寒附翼》称桂枝汤为"调和营卫，解肌发汗之总方"。《内经》言"虚则补之，实则泻之"是虚证和实证的基本治疗原则。若太阳中风证为虚证，则当用扶正益气固表之参、芪、附子等品补之，反之岂非犯虚虚实实之戒。而太阳中风兼有表虚者，仲景另有论述，诸如桂枝加芍药生姜各一两人参三两新加汤、桂枝去芍药加附子汤、桂枝加附子汤等，乃扶正解表兼施之法。

（4）从服药后的疗效反应分析

桂枝汤的服法和药后反应证明桂枝汤是发汗解表的方剂。《伤寒论》第12条桂枝汤证，方后的煎服方法中云：

"上五味，㕮咀三味，以水七升，微火煮取三升，去滓，适寒温，服一升。服已须臾，啜热稀粥一升余，以助药力。温覆令一时许，遍身漐漐微似有汗者益佳，不可令如水流漓，病必不除。若一服汗出病差，停后服，不必尽剂；若不汗，更服，依前法；又不汗，后服小促其间，半日许令三服尽。若病重者，一日一夜服，周时观之，服一剂尽，病证犹在者，更作服。若汗不出，乃服至二三剂。禁生冷、黏滑、肉面、五辛、酒酪、臭恶等物。"仲景提出服药后宜饮热粥以助药力，若不发汗继续服用桂枝汤以解表，并加盖被子取暖，使患者微微汗出从而达到祛邪外出的目的。若太阳中风证为虚证，就不能理解仲景反复用祛风发汗法来治疗虚证的汗出。由此可见，太阳中风证应为实证也。

3. 小结

太阳中风为太阳表虚证的观点，虽非仲景原意，却流传甚广。该观点曲解了仲景太阳表证的辨证体系，破坏了仲景表里虚实理论与《内经》论述的传承整体性，割裂了外感病辨治中病、证、理、法、方、药的系统性和一致性，易致中医理论碎片化、概念混乱化。笔者认为，应将太阳表证分为太阳伤寒、太阳中风、风寒表虚三类，太阳伤寒为表实证，主方为麻黄汤；太阳中风亦为表实证，主方为桂枝汤；风寒表虚为虚实夹杂证，辨其卫阳虚、卫气虚、营阴虚之不同而投以相应扶正祛邪之解表剂。

〔江西中医药，2015，46（5）：5-6。

合作者鲍平波、徐程、蒋雪定。〕

治则治法

《伤寒论》调补阴阳求助补气法则

在《伤寒论》中，记述了多种邪伤阴阳正气的证治。仲景认为体内阴阳受损，需调补阴阳之不足，冀其"阴阳自和者，必自愈"（《伤寒论》58 条）。仲景的调补阴阳法，超脱了阴虚补阴、阳虚补阳之常法，创用了调补阴阳求助补气的治疗法则。这个法则的运用主要有以下几个方面。

1. 阳虚——温阳配补气的辛甘合阳

《伤寒论》64 条曰："发汗过多，其人叉手自冒心，心下悸欲得按者，桂枝甘草汤主之。"此属过汗而损伤心阳之证，仲景用桂枝之辛温助阳、甘草之甘平补气，二者相配，有辛甘合化、温通心阳之功。药仅二味，实开补阳求助补气之法门。少阴病寒化是肾阳衰弱、阴寒内盛之证，有阳衰阴盛、阴盛格阳、阴盛戴阳等差异。仲景每用四逆汤之温阳散寒、回阳救逆法治疗。其方中的甘草与附子、干姜相合，不但具有辛甘合阳之功，且有维系虚阳、贯通阴阳之意。四逆加人参汤中加人参以增强甘草之补气，亦旨在于此。

2. 阴虚——养阴合补气以酸甘化阴

《伤寒论》29 条是论述伤寒误治后，阴阳俱损的证治。

仲景分步调治阴阳，先"作甘草干姜汤与之，以复其阳；若厥愈足温者，更作芍药甘草汤与之，其脚即伸"。芍药甘草汤之芍药酸寒，与甘草之甘同用，有酸甘化阴之功，用以补益营阴。不仅如此，在甘寒补阴之剂中，掺入补气之品，其补阴之功更著。如竹叶石膏汤中人参、甘草等补气之品，与麦冬、石膏相配，能增加补益阴液之效。笔者在临床中对辨证为阴虚者，每加入党参、五味子等补气之品，比单纯投用养阴药物收效更加令人满意。如治一六旬老妪，口干咽燥，舌裂痛，质红苔光剥，脉弦细数，屡投养阴剂不效，予生脉散加味三剂而安。

3. 阴阳俱虚——补气居中以阴阳双补

《伤寒论》68条曰："发汗病不解，反恶寒者，虚故也，芍药甘草附子汤主之。"此条之虚，意指阴阳俱损不足。方中芍药养阴，附子温阳，中以甘草补气，合辛甘合阳、酸甘化阴二法于一炉。炙甘草汤为阴阳俱虚证治，方中桂枝、生姜温阳，阿胶、麦冬、麻仁、生地黄补阴，甘草、人参、大枣大补其气，且以炙甘草命名方剂，说明了补气在调补阴阳中的地位和作用。有人认为，服桂枝汤后啜粥，功在解表，不啜粥则能平补阴阳。桂枝汤方中的甘草、大枣之补气确有协助阴阳双方恢复的功效。

此外，阴阳双方的相互贯通依赖于气。《伤寒论》337条曰："凡厥者，阴阳气不相顺接，便为厥。"四逆散治"少阴病，四逆"，属少阴阴阳双方失于贯通而成四肢逆冷之证。方用甘草之补气，枳实、柴胡之调气，芍药配甘草益阴以防理气之燥。诸药合用，共奏益阴和阳，贯通阴阳之功，诚为补气调阴阳之另一法也。

仲景对阴阳学说的发展运用是举世称颂的，调补阴阳

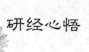

求助补气的治疗法则是仲景对阴阳学说的一大创新。华良才先生明确提出了阴阳"中间带"的概念：事物阴阳的对立、属性的划分，不是"一刀切"的绝对化，而是在阴阳两极中间存在着一个过渡型的、不断变化着的"中间带"。这个"中间带"道出了调补阴阳求助补气法则的理论依据。

气具有机能和物质的双重属性。它既有阳的功能性，又有阴的物质性。它居于阴阳之间，易向阴阳双方运动转化，协助促进阴阳消长平衡，实有枢机之能，故气与"中间带"可等同而语。补气就是充实这个"中间带"，它能更有效地补助阴阳，促使阴阳的平衡；它能消除补阳药辛燥伤阴，养阴药滋腻碍阳之弊。它对指导临证有着十分重要的意义。

〔北京中医杂志，1985，4（3）：37。〕

张仲景阴阳三分法的运用

阴阳三分法，是指对事物的阴阳属性的划分，不是一刀切的一分为二，而是在其阴阳对立双方的中间，存在着一个维系对立双方、不断变化过渡的促进对立双方相对平衡的中间带——中介，形成阴、中介、阳三方。阴阳三分法比阴阳二分法更能解释人体的生理、病理，指导诊断、用药。张仲景在《伤寒论》《金匮要略》中，对此颇多运用，特浅述如下。

1. 解释生理病理

人体脏腑的阴阳平衡有赖于经络之气的维系调节，即脏腑这一整体中，其表里关系的正常生理是以腑属阳、脏属阴、经络为中介三方共同来维持的。

在三焦学说中，将人体分为上、中、下三焦，上焦属阳，下焦属阴，中焦为中介，通过中焦的维系调节来维持三焦的整体功能。

人体的抗御外感的防线分为肌表、经络、脏腑三个层次，分别说明人体正气强弱。而肌表属阳、脏腑属阴，经络为中介，具有内络外联的中介作用。

在病因学说中，仲景将病因总括为三类，"千般疢难，不越三条"，即内因、外因、不内外因。

在病位上，根据疾病的轻重深浅，横向分为表、半表半里、里；纵向分为上、中、下三焦。半表半里、中焦的疾病均有易向相应两端转化的双向性。

疾病的寒热性质就寒热来说分为寒、热、寒热相兼三类；寒证有实寒、虚寒、真热假寒三类；热证有实热、虚热、真寒假热三类；从虚实来说分为虚、实、至虚有盛候和大实有羸状三类。

外感病六经辨证将阳证分为太阳、阳明、少阳三病；阴证分为太阴、少阴、厥阴三病。其中的少阳病和厥阴病具有枢纽转机的性质。

2.指导治疗用药

（1）调补阴阳求助补气法

人体之气具有机能和物质的双重性，易向阴阳双方转化。在人体阴阳偏衰时，在补阳或补阴方中掺入补气，有助于阴阳平衡。具体有：阳虚者温阳配补气以辛甘合阳，如桂枝甘草汤；阴虚者养阴合补气以酸甘化阴，如芍药甘草汤；阴阳两虚者阴阳并补兼用补气，如芍药甘草附子汤。

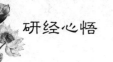

（2）调补阴阳对求法

即以阴阳互根理论为基础，以阴中求阳，阳中求阴法来资充中介，加速阴阳的相对平衡的恢复，金匮肾气丸即为本法的经典之方。

（3）和解法

凡针对寒热相兼、虚实夹杂、表里同病、病在半表半里之证，相应使用寒热兼调、虚实兼顾、表里双解、和解少阳之法，以其集阴阳相反之性于一身，属于中介类方法。代表方如半夏泻心汤、乌梅丸、小柴胡汤等。其他尚有散敛并投、升降兼施、止行同进、润燥合用等，均超越了单纯的一阴一阳之范围。

（4）反佐法

真热假寒证和真寒假热证（阴盛格阳证），其病理实质在于阴阳之间的中介失于维系，不得贯通阴阳双方所致。若单纯去假求真，也未必奏效，必须反佐与假象相同性质的药物，使之沟通中介，方能奏效。如白通加猪胆汁汤治阴盛格阳证，其中用附子、干姜、葱白温阳散寒治其真寒，反佐人尿、猪胆汁咸寒苦降之品以沟通中介，以破阴回阳宣通上下。

（5）五行乘侮调中法

按五行生克乘侮学说，在调治具有乘侮关系的二脏时，尚须着眼调治具有维系作用的第三脏。例如肝木乘脾土时，不但要疏肝抑木、健脾扶土，尚可掺入养心宁神之品。因心火位居五行相生关系中木与土之间，心火功能旺盛既可资充脾土，又可抑制肝木，起于中介调节作用。故《金匮要略》曰："见肝之病，知肝传脾，当先实脾……夫肝之病，补用酸，助用焦苦，益用甘味之药调之。酸入肝，焦苦入心，甘入脾。"其中焦苦入心之品的使用即是上述之法。本法对治疗慢性肝病和肝郁犯脾型胃病很有指导作用，在疏肝健脾基础上加用养血宁心之品每能获效于意外。

〔中华医学研究，2003，7（3）：73。〕

张仲景对"诸气膹郁,皆属于肺"理论的运用

"诸气膹郁，皆属于肺"出自《素问·至真要大论》，通常的理解是"膹谓膹满，郁谓奔迫"，指气满胸中而呼吸迫促的一类病证。然笔者认为"诸气膹郁"的"郁"泛指各类气机郁滞的病证，多与肺脏相关。仲景在《伤寒论》《金匮要略》中对相关病证的治疗较全面地运用了这一理论，现将有关内容整理概述如下。

1. 心气痹阻——合用宣肺宽胸

心肺同居上焦。心主血脉，肺朝百脉，心之气血的畅通有赖肺气的宣畅。张仲景治"胸痹，胸中气塞，短气"，用茯苓杏仁甘草汤。此类胸痹病机为心胸气滞，水饮内停。方中茯苓化痰除饮，甘草益气和中，杏仁宣利肺气，诸药合用，以求心胸气顺、水饮消除，则胸痹得愈。再如瓜蒌薤白半夏汤治痰阻胸阳、心脉闭塞型胸痹心痛，除用薤白温通心脉，半夏燥湿化痰外，用瓜蒌利肺化痰，顺畅肺气，亦意在调肺气而助心气。后世王清任血府逐瘀汤治心不藏神之失眠证，除用活血化瘀、畅通心脉之品外，复用桔梗开宣肺气，助心气之畅通，使心能藏神。以上均说明心病可合用调畅肺气而获效。

2. 脾胃停饮——治佐宣肺行饮

《金匮要略》桂枝去芍药加麻辛附子汤主治"水饮所

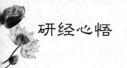

作"之"气分，心下坚，大如盘，边如旋杯"。本证乃中阳虚弱，气滞饮停，积于中焦脾胃所致。方用桂枝、附子、细辛温振脾阳，甘草、大枣健脾和胃，生姜化饮和胃，复用麻黄一味以宣肺行饮。盖因肺主宣发，通利水道，为水之上源。若水阻气滞，中阳失运，亦能致使肺气壅滞，宣布水津失利，合用宣肺利气之品，有增加运脾行水之功。再如文蛤汤治饮停中焦热化证，除用文蛤、石膏、甘草、生姜、大枣之运脾化饮清热外，配用麻黄、杏仁也意在宣利肺气，畅通水之上源。此外，尚有半夏麻黄丸治水停胃脘之"心下悸"，用半夏燥湿化饮，麻黄宣肺利气，也是中焦脾胃气机受阻，水饮停滞而求助于上焦肺气通利的一种治法。

3.肝郁黄疸——参入宣肺达表

黄疸病有多种病机，但总不离肝郁。麻黄连翘赤小豆汤主治外邪犯肝、湿热郁滞型黄疸。方中除用连翘、赤小豆、生梓白皮苦寒清热除湿以退黄，甘草、生姜、大枣扶正和中外，参入麻黄、杏仁以宣肺达表、畅通肺气，既能使外邪从卫表而出，又能使肺气宣畅而条达肝气。盖因肝主疏泄，调畅气机，若邪犯肝脏，首郁气机，继蕴湿热，导致肝失疏泄而成湿热黄疸之证。肺主一身之气，肺金克肝木，足厥阴肝经循行于肺之居所——胸胁，故治肝郁需用宣肺，以消除肺金乘肝木之病机。再有旋覆花汤治肝着，其病因为肝失疏泄、经脉郁滞、着而不行。方中旋覆花善通肝络而行气，更以新绛活血化瘀，助以葱茎通达肺气，如此肝肺同调，气血合治，有利于肝着获愈。肝郁不但可合用宣肺，对肝郁失柔而气逆阳亢之眩晕、头痛、耳鸣、失眠等症，还可在柔肝降逆基础上合用肃降肺气之品，如苏子、杏仁、百部、桑白皮等，有助于平肝潜阳，使升降有序。

4. 腑气不通——使以肃肺降气

肺与大肠相表里。大肠以传导排泄粪便为生理功能，并与肺之肃降、胃之降浊功能密切相关。若大肠腑气不通，大便闭结，在通腑降浊之常法基础上，对疗效不佳者或可合用肃肺降气之品为佐使。仲景麻子仁丸主治脾约便秘证，其病机为脾胃燥热、腑气不通。方用大黄、厚朴、枳实通腑行气为主，麻子仁、芍药润燥清热为辅，再佐使杏仁一味，既润肠，又肃降肺气，具有肠病治在肠外之寓意。笔者体会，某些以腹胀为主要表现的胃肠气滞型患者，累用理气导滞之品，如柴胡疏肝散，或厚朴、佛手、玫瑰花、代代花等不应，加用杏仁、紫菀、款冬花等肃降肺气药后，腹胀显减。

5. 小便不利——辅以泻肺清热

仲景瓜蒌瞿麦丸主治上燥下寒、水停膀胱之小便不利证。小便的正常排泄主要靠膀胱气化，亦有赖于肺、脾、肾、三焦诸脏腑的综合作用。下焦阳虚，膀胱气化不利，水液内停，则水津不能上承于肺，肺中燥热，复不能通调膀胱水道而互为因果。瓜蒌瞿麦丸方中附子、山药温肾阳助膀胱气化，茯苓、瞿麦渗利膀胱水湿，瓜蒌根泻肺润燥，共奏温肾阳、清肺燥、助气化、肃肺气之功。本法对急性肾小球肾炎及肾盂肾炎的治疗最有启发，可在治疗下焦湿热的同时，选用黄芩、知母、芦根、天花粉、淡竹叶、浙贝母、桑白皮等清热泻肺药以调畅肺气之肃降，每能增强疗效。

综上所述，五脏气机功能失调与肺脏密切相关，调畅

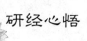

肺气有助于脏腑气机的恢复。肺气的调畅具体有：宣发肺气，如麻黄、杏仁等；肃降肺气，如杏仁、紫菀、款冬花等；清泻肺气，如天花粉、芦根、知母等。张仲景的方药，印证了《内经》"诸气膹郁，皆属于肺"，即全身性气机失调多与肺脏相关的理论，为拓展治法提供了理论依据。

〔江苏中医药，2006，27（6）：10～11。〕

《伤寒杂病论》通阳法则

张仲景秉承《内经》"阳气者，若天与日，失其所，则折寿而不彰，故天运当以日光明"的学术理论，在《伤寒杂病论》中特别注重扶阳。清代温病大家吴鞠通谓"伤寒一书，始终以救阳气为主"。仲景形成的扶阳学说内含补阳、温阳、通阳三大法则。其中通阳法则的运用面广法众，更值得研究挖掘。笔者拟对通阳法则的运用原理和治疗方法作一探讨。

1. 通阳法则的运用原理

人体阳气具有温煦五脏六腑、四肢百骸的生理功能，保持着升降出入的气机运动变化生理状态，具备功能与物质的双重属性。阳气的病理，有虚有实。虚者，可由外邪损伤、饮食劳倦、先天不足等因素所导致。实者可分两类：其一，阴寒之邪直中，致使阴寒有余，阴阳平衡失调，形成阴寒内盛之证；其二，气滞、血瘀、痰饮、热毒等内生病邪蕴结于内，阻遏阳气升降出入之正常运布，致使阳气遏结而出现系列病证。

阳气病变的共有症状特征为畏寒肢冷，舌淡，苔白，脉迟。属阳气虚损者可伴有乏力，短气，得温寒减，舌淡而偏胖，或边有齿印，脉沉迟无力；属阴寒内盛者常病程较短，寒冷感特别明显，多伴局部冷痛，脉弦迟有力；属阳气遏结者以四肢厥冷为主，不以加温增衣而减轻，并伴有原发病邪的致病体征，仲景谓其四肢厥冷的机理是"阴阳气不相顺接"。

治疗上，阳气虚损者用甘温补阳法；阴寒内盛者用散寒温阳法；阳气遏结者因具有邪结和阳遏的双重病机，宜以通阳法则，将祛邪散结和通达阳气相合，属八法中消法与和法的复法。

仲景用于通达阳气的药物主要有三类：一是辛温通阳类，如桂枝、生姜、葱白等；二是苦温行气通阳类，如枳实、厚朴、橘皮等，取其苦泄温散、畅通气机之性以通达阳气；三是利窍活血通阳类，如薤白、蒲黄等能宣畅通利气机窍道而通达阳气。三类药物可因病机的复合而叠加使用。

2. 通阳法则的八种治法

通阳法则的运用，整合《伤寒杂病论》的有关内容，主要有以下八种具体的治疗方法。

（1）降逆通阳法

降逆通阳法用于胃气上逆、阳气闭阻之干呕、呃逆证。《金匮要略·呕吐哕下利病脉证治》曰："干呕，哕，若手足厥者，橘皮汤主之。"本证系饮食伤胃，胃寒气逆，中阳被困所致。方中橘皮理气和胃，生姜降逆散寒通阳，二者合用，胃气得降，胃寒得除，中阳得通则阳达胃和而诸证悉除。本方药味简约，但通阳功能专一。笔者曾治一七旬老翁，因过食海鲜而胃寒不适，继而呃逆连连，发则半日不息，服用中西药物2月余而不除。伴有四肢不温，舌淡，苔白腻，脉弦迟。嘱患者每天以橘皮15g，生姜5g切片，

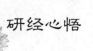

开水冲泡，待呃逆发作时代茶频服，3天后呃逆得除而愈。

（2）宣痹通阳法

宣痹通阳法用于痰浊痹阻、胸阳不振之胸痹、心痛证。仲景以瓜蒌薤白白酒汤、瓜蒌薤白半夏汤、枳实薤白桂枝汤分别用于胸阳不振、痰浊上乘之胸痹轻证，胸阳不振、痰浊壅阻之胸痹偏痰浊重者和痰浊壅塞、气滞阳痹之偏寒型胸痹。前者用瓜蒌宣开胸中痰浊痹阻，配薤白宣心窍、通胸阳、豁痰下气，白酒通脉以行药势，共奏宣痹通阳、豁痰下气之功。瓜蒌薤白半夏汤在前方的基础上加半夏以增大逐饮降逆之力。枳实薤白桂枝汤用瓜蒌宣开胸中痰浊痹阻，配枳实、厚朴理气通阳，配桂枝、薤白宣通胸阳，共奏宣痹开结、行气化痰、通达胸阳之功。

（3）化瘀通阳法

化瘀通阳法用于血络瘀结、胸阳受阻之肝着证。仲景用旋覆花汤治之，症见"其人常欲蹈其胸上，先未苦时，但欲饮热"。本证列入"五脏风寒积聚篇"，从其"但欲饮热"，推测可有形寒肢冷之症状。方中旋覆花善通肝络而行气，配新绛入络化瘀，葱白温通肝阳而散结，全方共奏化瘀活血，通阳散结之功。验之临床，本方用于治疗失眠神萎、四肢厥冷、蹈胸拍脑、胁胀、善太息之神经官能症和肝炎恢复期，并可酌情加入百合、柏子仁、香附、绿萼梅等疏肝理气、宁心安神之品。

（4）敛阳通阳法

敛阳通阳法用于升降失调、阳逆上浮之头面烘热证。升降有序、水火既济是阴阳常态。仲景对治痰不当导致阳浮于上，不能下济于水之头面烘热证，创用茯苓桂枝五味甘草汤治之。方中桂枝辛温通阳，配五味子味酸敛阳，茯苓健脾化饮祛湿、畅通气机通道，甘草调和诸药，使其阴阳通达调和，水火相济有序，则头面烘热、四肢厥冷得除。笔者体会，某些素体肥胖痰湿偏重以眩晕耳鸣、头面烘热、下肢逆冷为主要表现的更年期综合征患者，用知柏地黄丸、二仙丹等不应者，运用本方加龙骨、牡蛎、石菖蒲、姜半夏等有效。

（5）行饮通阳法

行饮通阳法用于痰浊中阻、阳气受遏之中焦痞满证。仲景谓"心下有留饮，其人背寒冷如掌大"即属此类，创用苓桂术甘汤治之。方中桂枝辛温通阳，茯苓淡渗行饮，白术健脾燥湿，甘草缓中和胃，共奏行饮通阳之功。本法对胃十二指肠溃疡、反流性食管炎表现为胸脘痞满、有振水音、两胁发胀、形寒肢冷、背部冷痛、舌淡、苔白腻、脉弦迟者，用本方加白芷、木香、枳壳等辛香理气之品，每能获效。但忌用人参、黄芪等补气之品以防壅滞气机，更致阳遏不达。

（6）利窍通阳法

利窍通阳法用于下焦湿热、阳气不达之皮水证。《金匮要略·水气病脉证并治》曰："厥而皮水者，蒲灰散主之。"本证乃内有郁热，外溢水湿，湿热阻遏阳气，既不能达于四肢而呈四肢厥逆、皮肤水肿，又不能通调下焦水之窍道而现尿急、尿频。方中蒲黄化瘀利窍、通脉达阳，滑石清利湿热。湿热祛除、溺窍通利则阳气得通，四逆得除，水肿得退，排尿得复。本法对湿热夹瘀型慢性尿路感染伴有上述症状者，以本方配加乌药、车前子、桂枝、土茯苓等有效。

（7）解毒通阳法

解毒通阳法用于热毒蕴结、阳郁不通之咽喉肿痛证。

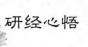

主方为麻黄升麻汤，症见伤寒"大下后，寸脉沉而迟，手足厥逆，下部脉不至，咽喉不利，唾脓血，泄利不止"。病因伤寒过下误治，邪入化热酿毒，蕴结咽喉，下迫肠道，且阳气被郁，不达四肢，形成邪结阳郁，上下同病之复杂病机。方用麻黄宣肺祛邪，升麻解毒升清，配桂枝通阳达郁，佐以石膏、黄芩、知母、玉竹、天冬、当归、白芍等清热育阴，合用少量白术、干姜、甘草、茯苓等温中健脾扶正，共奏清上温下、养阴扶正、解毒通阳之功。临床运用本方治疗慢性扁桃体炎、冻疮有良效。

（8）理气通阳法

理气通阳法用于肝失条达、气滞阳郁之郁证。肝主疏泄，调畅气机，阳气温运有赖气机调畅。肝主调畅情志，肝郁每致情志改变。若七情内伤，肝气郁结，则阳郁不达而呈四肢厥冷。仲景立四逆散治四逆郁证，方中柴胡疏肝解郁，枳实行气通阳，白芍和营柔肝，甘草缓急和中，合用则肝气条达，郁阳得伸，肢厥自愈。本方应用广泛，已成后世疏肝解郁的基本方。就通阳功效来说，笔者体会本方对妇女经前畏寒肢冷特别有效。

综上所述，仲景的通阳法则是扶阳学说的重要内容，凸显"三多一少"的学术特点。"三多"一是通阳法则所延伸的具体治疗方法多，本文归纳了八种；二是通阳途径多，本文提出有三类不同药理的通阳药物；三是运用通阳法则的病证多，体现多靶点、立体化。"一少"是方剂组成药味少，大多在 2 ~ 4 味之间，符合药简力专的经方特色。深入研究仲景通阳法则，对启迪辨证论治思路，提高临床疗效，具有重要意义。

〔新中医，2014，46（8）：6-7。合作者孙常波。〕

《伤寒杂病论》温阳治法

《伤寒杂病论》是一部阐述多种外感疾病及内伤杂病的
专书，其贯穿着中医理、法、方、药的辨证思想与治法，
在汗、下、吐、消、和、补、温、清八法中以温法论述最
多。温病学家吴鞠通曾指出："伤寒一书，始终以救阳气为
主。"笔者将《伤寒杂病论》中有关阳虚证的治疗特色做一
归纳和探讨。

1.温补脾阳

脾阳虚衰多由脾气虚损发展而来，亦可由命门火衰、
脾失温煦所致。临床表现为脘腹冷痛、下利清谷、五更泄
泻等虚寒征象。脾阳虚则温化水湿无权，水湿内聚，或生
痰成饮，或水泛肌腠为肿。温补脾阳法可分为4个方面：

（1）温中补虚

《金匮要略》云："虚劳里急，悸，衄，腹中痛，梦失
精，四肢酸痛，手足烦热，咽干口燥，小建中汤主之。"本
证属阴阳两虚之证，阳虚内寒，故见里急、腹中痛；虚火
上炎或外越，故见手足烦热、咽干口燥；四肢缺乏阳气、
阴血的滋养，故见酸疼不适；阴虚火扰，故心神不宁、心
悸、梦遗。

脾胃是营卫气血生化之源，若脾胃虚弱，势必造成气
血不足，进而可发展为阴阳两虚。故投小建中汤甘温建中、
调补脾胃。方中饴糖、大枣、甘草能补脾建中，配生姜、
桂枝辛甘化阳、调卫气，芍药酸甘化阴。诸药调补脾胃，
待脾胃之阳气恢复，则气血生化有源，阴阳两虚亦得以补
充和协调，寒热错杂之象自可消除。

"虚劳里急，诸不足，黄芪建中汤主之。"黄芪建中汤

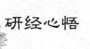

由小建中汤加黄芪而成，主治与小建中汤相同，但偏重于补气。方中黄芪甘温益气升阳，使阳升阴长，诸虚不足得补，里急亦除。

（2）温中散寒

《伤寒论》第386条："霍乱，头痛，发热，身疼痛，热多欲饮水者，五苓散主之。寒多不用水者，理中丸主之。"若其人表现为口不渴，说明邪在阴分、中焦虚寒、寒湿内盛，以理中丸温中散寒为主。理中丸中，人参、甘草健脾益气，干姜温中散寒，白术健脾燥湿。待脾阳健运，寒湿得去，则中州升降调和，吐、利自止。

（3）温中止痛

《金匮要略》云："心胸中大寒痛，呕不能饮食，腹中寒，上冲皮起，出见有头足，上下痛而不可触近，大建中汤主之。"此多系脾阳衰、中焦寒甚，阴寒之气横行腹中，向上影响心、胸、胃。投大建中汤温中健运、祛寒止痛。方中饴糖补虚；人参补中气；蜀椒辛热散寒降逆，且能安蛔；干姜温中散寒，椒、姜合用能散寒止痛。

（4）温脾利水

《伤寒论》第67条："伤寒，若吐若下后，心下逆满，气上冲胸，起则头眩，脉沉紧，发汗则动经，身为振振摇者，茯苓桂枝白术甘草汤主之。"误用吐下，中阳虚，脾运失职，不能制水，则水饮上冲，因而见"心下逆满，气上冲胸"；阳虚不能升于上，清窍反被水气所蒙蔽，则头目眩晕。方中茯苓淡渗利水，桂枝温阳降冲、助气化以行水，白术、甘草补脾和中以制水。故所谓"病痰饮者，当以温药和之"。

2.温补心阳

（1）温补心阳

《伤寒论》64条："发汗过多，其人叉手自冒心，心下悸，欲得按者，桂枝甘草汤主之。"因太阳病发汗过多，损伤心阳，心阳失于温煦，故表现为心中悸动不安。桂枝甘草汤是张仲景益气温阳治疗心悸的基础方，许多医家应用本方及本方加减治疗心律失常，取得很好的疗效。桂枝甘草汤中，桂枝辛甘性温，入心助阳，甘草甘温，益气和中，两药相伍，辛甘化阳，使心阳复则心悸可愈。药仅两味，体现了桂枝、甘草辛甘合阳的配伍。若心阳虚加重，则出现烦躁不安，投桂枝甘草龙骨牡蛎汤。方中桂枝、甘草补益心阳，龙骨、牡蛎重镇收涩、潜敛心神以治烦躁。

（2）温心利水

《伤寒论》65条指出："发汗后，其人脐下悸者，欲作奔豚，茯苓桂枝甘草大枣汤主之。"此为发汗损伤心阳，心火衰而不能制水于下，故"欲作奔豚"，投茯苓桂枝甘草大枣汤。方中重用茯苓利水宁心，以治水邪上逆；桂枝助心阳而降冲逆；炙甘草温中扶虚；大枣补中益气、养血安神，用于中气不足和血虚证，并能助桂枝、甘草益气温阳，以治水之本，助茯苓培土制水，并可养血和营，以防耗津伤液之弊。

3.温补肾阳

肾阳为阳气之本，能推动和激发脏腑、经络的各种功能，且促进气血津液的化生、运行、输布。若肾阳虚者可出现阳痿或水肿等表现。阳虚则阴寒内生，而有明显的寒象。阳虚火衰，无以温煦脾阳，脾肾阳虚，则运化功失职，

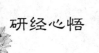

可见下利清谷、五更泄泻等表现。

（1）温补肾阳

《金匮要略》云："虚劳腰痛，少腹拘急，小便不利者，八味肾气丸主之。"八味肾气丸含六味地黄丸和桂、附以补益阴阳。八味肾气丸属于肾阴肾阳两补的方剂，方中桂、附所用的分量极少，全方略偏于温补，适用于肾阳虚者，也适用于肾虚但无火热者。尤在泾称："八味肾气丸补阴之虚，可以生气，助阳之弱，可以化水。"

（2）温肾利水

《伤寒论》316条："少阴病，二三日不已，至四五日，腹痛，小便不利，四肢沉重疼痛，自下利者，此为有水气。其人或咳，或小便不利，或下利，或呕者，真武汤主之。"肾主水，肾病不能制水，水饮内停为水气，用真武汤。方中附子辛热以壮肾阳；生姜宣散，佐附子以助阳；白术燥湿健脾；茯苓淡渗利水；芍药既可敛阴和营，又可制附子刚燥之性。

（3）回阳救逆

《金匮要略》云："呕而脉弱，小便复利，身有微热，见厥者，难治，四逆汤主之。"病人呕吐甚而见"小便复利，身有微热"等症，系阴盛格阳、阳虚欲脱的表现，投四逆汤温肾阳而急救回阳。方中附子回阳救逆，干姜温中散寒，甘草益气和中。诸药同用，收温中散寒、回阳救逆之功。

《伤寒论》61条："下之后，复发汗，昼日烦躁不得眠，夜而安静，不呕，不渴，无表证，脉沉微，身无大热者，干姜附子汤主之。"方中生附子回阳救逆、温肾助阳、祛寒止痛，干姜温中化痰。附子、干姜皆是辛热药，同用有回阳温寒作用。此方用生附子、干姜浓煎1次顿服，因病情较急，故去甘草，使回阳救急之药力单刀直入，药性较四逆汤更峻。

（4）扶阳益阴

《伤寒论》第390条："吐已下断，汗出而厥，四肢拘急不解，脉微欲绝者，通脉四逆加猪胆汁汤主之。"此系肾阳极衰，阴寒内盛，阴液不足。温补肾阳之姜、附能辛燥伤阴，阴盛者易对热药拒而不受，故治疗时常会配伍少量寒性药反佐兼护阴。通脉四逆加猪胆汁汤中，猪胆汁苦寒而性滑，一可引姜附大辛大热药物入阴，以制盛阴对辛热药物之格拒不受，具有"甚者从之"之意；二则猪胆汁可润燥滋液，既可以补益吐下后之津液亏虚，又可制约姜、附辛热伤阴。

4. 温补肝阳

肝气、肝阳的失调多以肝气、肝阳的亢盛多见，而少见肝的气虚和阳虚。在历代中医文献中，有关肝的生理、病理及临床表现的描述中，已经蕴含了肝阳虚的理论。《伤寒论》较详细地描述了对肝阳虚证的治疗，可谓开创了肝阳虚辨证治疗的先河。

（1）温肝散寒

《伤寒论》351条："手足厥寒，脉细欲绝者，当归四逆汤主之。"肝阳不足、肝血亏虚，阳虚不能温煦四肢和推动血液运行，故见手足厥寒，脉细欲绝。方中当归、白芍养血柔肝，桂枝、细辛温经散寒，甘草、大枣补益中气，通草通行血脉。全方有温肝阳以散寒邪、补肝血以通经脉之功。

（2）温肝暖胃

《伤寒论》第378条："干呕，吐涎沫，头痛者，吴茱

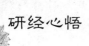

萸汤主之。"肝寒犯胃，浊阴之气上逆则干呕；胃阳不布，产生涎沫，随浊气而吐出；肝经寒邪循经脉上冲则头痛。吴茱萸汤中，吴茱萸苦温为主药，以温肝胃散寒、降逆止呕，配生姜辛温散寒止呕；人参甘温、大枣甘平，补虚和中。本方具有温中散寒、温肝暖胃、降逆止呕的作用。

阳气指人体功能活动的本身，又指维持这些功能活动的物质。阳气能够促进或维持机体生长发育、脏腑功能活动，具有温煦、固涩、推动、化生等作用。由于阳气的虚衰，阳气的推动、温煦等功能减弱，经络、脏腑等组织器官的某些功能活动也因此而减退，血和津液的运行迟缓，水液不化而阴寒内盛，这是阳虚则寒的主要机理。《素问·生气通天论》所云："阳气者若天与日，失其所，则折寿而不彰，故天运当以日光明。"温阳法是以阳气的功能活动为中心，对阳气不足产生的兼病、兼证而采取相应温而兼汗、消、补、涩、清等治法，是贯穿《伤寒杂病论》治疗原则的基本精神。本文对《伤寒杂病论》中治疗心、脾、肾、肝阳虚的主要方法做了粗略的阐述，不同方法各有侧重、相互联系，并不能截然分开。如有兼证，应当在治本的基础上灵活加减。仲景方中多用辛温之品，如附子、桂枝、干姜等，量大药专，易耗气伤阴。临证所见，有肾阳虚而不宜用桂、附刚药者，可用如鹿茸、肉苁蓉、淫羊藿、巴戟天等柔润平和益肾之品。

〔浙江中医杂志，2015，50（1）：5-6。合作者孙常波。〕

肝病实脾八法

《金匮要略·脏腑经络先后病脉证》曰："见肝之病，知肝传脾，当先实脾。"肝病实脾，缘于生理上肝脾同为消化器官，肝主疏泄，脾主运化，共同主司饮食物的运化、吸收及输布。病理上肝脾两脏的五行配属关系为肝木克脾土。两脏之病易于传变，互为因果，故治疗最需两者兼顾，以肝病为主体，脾病为客体，治肝兼顾实脾，实施治未病之策。然实脾并非仅补脾一法，在《难经·十四难》提出"损其肝者缓其中"，缓者，法之多途也，启迪医者圆机活法，使之多法实脾。笔者临证体会到，各类肝炎、脂肪肝、肝硬化等慢性肝病的病机既有肝病传脾，亦有脾病及肝；既有病发即传，又有病后潜在未传。现将肝病已传脾者归纳为肝病实脾八法，冀其对潜在未传者的未病辨治有所借鉴。

1. 治疗八法

（1）肝蕴湿热犯脾，醒脾和胃清肝邪

慢性肝炎及脂肪肝患者湿热蕴结肝脏，症见眼目黄染、右肋胀满、头身困重、小便黄赤、舌苔黄腻、舌质偏红、脉弦滑。常因病程过久，或过用清热燥湿等苦寒药，或素体脾胃薄弱，易合并胃脘痞满、恶心纳差、便溏乏力等湿热犯脾、胃失和降症状。治宜在《温热经纬》甘露消毒丹清化湿热基础上，去黄芩、木通之苦寒峻品，加入薏苡仁、茯苓、佩兰、苏叶、山药等芳香醒脾、化湿和胃之药，使其脾醒胃和，运化得健，既不伤脾胃功能，又助清化肝之湿热。

（2）肝郁湿阻乘脾，扶脾化湿疏肝气

肝气郁滞、湿浊内阻型的慢性肝炎、脂肪肝易致肝逆乘脾之变证。先有右胁胀满、形体肥胖、心情烦躁、夜寐不佳、肝功能异常、血脂升高、舌苔白腻、舌质淡红、脉弦滑等肝郁湿阻症状。继而合并腹胀纳差、腹痛腹泻、泻后痛减的肠道预激综合征症状。此类患者，若脾运不健，则肝功能及血脂难以复常。方用痛泻要方加砂仁、山药、茯苓等扶脾理气，四逆散、三仁汤疏肝化湿，共奏扶脾化湿、疏肝理气之效。

（3）肝旺气滞耗脾，健脾益气抑肝木

肝旺气滞型肝病是临床常见证型，症见肝功能谷丙转氨酶轻度反复升高、胁肋胀满、情绪郁闷、胸闷善太息、舌苔薄白、舌质淡红、脉弦滑。医者每以疏肝理气为法，疏理气机之品易耗散脾气，故日久愈疏愈滞，可现胃脘隐痛、乏力短气等脾气耗伤症状。究其成因，乃肝气郁滞日久，疏泄不能，脾运不健，生化无源而致脾胃气虚。故宜健脾益气强脾土，疏肝柔体抑肝木。拟在疏肝理气之柴胡疏肝散基础上，加黄芪、生晒参、白术、茯苓、五味子等健脾益气之品，以疏补共进，肝脾同调，共奏健脾抑肝理气之效，肝功能也能快速复常。

（4）肝火灼津伤脾，资脾润燥降肝火

肝火内盛型慢性肝病易并发血糖升高、甲状腺激素升高等激素代谢性疾病，出现脾胃津液耗伤，类似中焦消渴的症状。原发肝病症状有胁肋胀满、心烦易怒、口苦而干、面红目赤、舌苔薄黄、舌质红、脉弦滑、肝功能异常等，并发脾胃津亏时表现为口干喜饮、纳旺善饥、形体瘦削、大便干结等。治疗宜在丹栀逍遥散疏肝降火基础上，合用山药、玄参、石斛、麦冬、葛根、决明子等资脾益胃、生津润燥之品。

（5）肝血瘀结阻脾，护脾和络祛肝瘀

肝主藏血，脾主统血，两者血液络脉丰富。肝病日久，易瘀结于肝。瘀血形成，每易入脾阻络，导致络破血溢。故慢性肝病、肝硬化患者，常合并呕血、便血等消化道出血症状。凡肝病出现胁下癥瘕积块、刺痛时作、形体消瘦、面色黧黑、面颊胸臂有赤痣、手掌赤痕、腹大坚满、脐周脉络怒张、舌苔白、舌质紫黯、脉弦细涩者，在活血化瘀，诸如膈下逐瘀汤等施治时，需顾其脾络，合用太子参、白术、茯苓、生黄芪、阿胶等益气护脾、养血和络之品，并避用化瘀峻品和苦寒败胃之品，慎防出血。

（6）肝阴亏损及脾，滋脾养阴柔肝体

肝阴亏损是各类慢性肝病的常见证型，可由外感湿热伤阴，或气郁化火伤阴等病因而成。常见症状有胁肋隐痛、悠悠不休、遇劳加重、口干咽燥、眩晕目花、心胸烦热、小便短赤、舌红少苔、脉弦细数，传脾时可伴有形体消瘦、胃纳乏味、胃脘嘈杂、恶心口苦、大便干结等症状。治疗以养阴柔肝之一贯煎加减为主，合用山药、太子参、玉竹等滋养脾阴药物，以复中焦化源，促进肝阴滋生。

（7）肝之寒湿困脾，温脾散寒利肝湿

肝为厥阴之脏，易热易寒，外感湿邪，既易热化，又易寒化。故肝被湿伤，或为湿热，或为寒湿，致使病程缠绵难愈。寒湿致病，多为阴黄之证，且每在肝病之后，传为困脾之变。病在肝者症见身目发黄、黄色晦暗或如烟熏、畏寒肢冷、口淡不渴、情绪低落、舌苔白腻、舌质淡、脉弦缓，传脾者伴有胃脘痞满、泛恶纳差、腹胀便溏等。治疗以利肝化湿，温脾散寒为法。方用茵陈五苓散合茵陈术附汤加减，慎用苦寒燥湿退黄药如黄芩、栀子、虎杖等。

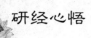

（8）肝滞痰凝呆脾，运脾化痰消肝积

各类肝脾肿大属中医癥瘕积聚范畴，多属痰瘀为患。肝气郁滞日久，易津凝成痰，阻滞于肝，其与瘀结于肝之肝脾肿大有先后轻重之异。一般痰凝在先为轻，瘀结在后为重。痰凝型肝病积聚症见胁胀有块、质地不坚、形体偏胖、头身困重、舌苔白腻、舌质淡、脉弦滑，传脾时可伴有脘痞泛恶、大便溏泄、神疲乏力。治肝之凝痰，可用四逆散合温胆汤以理气化痰；治脾可合用生山楂、木香、乌药、鸡内金、苍术、砂仁等运脾化浊、消痰除积之品。

2. 验案举隅

周某，男，36岁，企业职工。2011年11月20日初诊。患者反复右胁胀痛2年余，伴黄疸腹胀1周来诊。患者2年前不明原因出现右胁胀痛不适，经查肝功能胆红素和谷丙转氨酶轻度升高，腹部B超提示脂肪肝，乙肝三系及HBV-DNA阴性，甲肝及丙肝抗体阴性，拟诊脂肪肝，予中西医结合治疗，但症状时有时无，肝功能时好时差。患者连续服用龙胆泻肝汤加虎杖、金银花等汤剂1个月，于1周前出现眼目黄染、腹胀便溏、纳差乏力等症状，相关检查：血清总胆红素32.2μmol/L，直接胆红素13.5μmol/L，谷丙转氨酶102U/L，谷氨酰转肽酶106U/L，甘油三酯6.58mmol/L，总胆固醇6.12mmol/L，血糖及尿酸正常；B超复查示脂肪肝；胃镜提示浅表性胃炎，胃窦糜烂，十二指肠炎。刻下患者眼目轻度黄染，右胁胀痛隐隐，脘腹痞满且胀，纳差神疲，形寒便溏，形体肥胖，面色灰暗污垢，小便混浊而黄，舌苔白腻，舌质淡，脉弦细滑，血压正常，无嗜酒史及糖尿病史。辨证为寒湿困阻肝脾型黄疸。治拟利肝化湿，温脾散寒。方用茵陈五苓散合茵陈术附汤加减，药用：茵陈 30g，白术 12g，茯苓 15g，泽泻 10g，淡附片 10g（先煎），猪苓 12g，干姜 3g，生甘草 5g，厚朴 12g，木香 10g。14 剂，每日 1 剂，水煎分 2 次温服。

2011 年 12 月 4 日复诊。药后黄疸消退，尿黄转清，右胁隐痛已除，冷感消除，余症稍减，舌质淡，舌苔白腻，脉弦细滑。此为寒祛湿滞，肝脾不和。治拟理气化湿，调和肝脾，予茵陈四苓散加味，药用：茵陈 30g，白术 12g，茯苓 15g，泽泻 10g，猪苓 12g，厚朴 12g，木香 10g，白芍 12g，枳壳 10g，生山楂 30g，藿香 10g，砂仁 5g（后下）。14 剂，每日 1 剂。

2011 年 12 月 18 日三诊。药后诸症消失，复查肝功能及血脂均未见异常，予归芍六君子汤加茵陈、生山楂、生黄芪等调理 2 月，并嘱饮食及运动保健。随访半年肝功能正常，B 超提示肝光点稍增密。

按：该患者形体肥胖，湿浊素盛，日久化热而伤肝。肝病疏泄不利，易致脾之运化失常，复因过用苦寒，更损中阳，而湿从寒化，寒湿之邪阻肝困脾，肝脾失和而致寒湿黄疸。此阴黄之证，用茵陈五苓散合茵陈术附汤温化寒湿、利水退黄，其中不用桂枝是考虑其辛温太过。复诊时寒除湿阻，温阳药应中病即止，恐其温之太过而湿从热化，故改为疏肝利湿、健脾理气为主。待其湿浊渐退，最终以健脾养肝、调和肝脾收功。

〔中医药通报，2014，13（1）：17-18。合作者鲍平波。〕

用药阐微

 《金匮要略》养血药的配伍运用

养血药，具有补养人体血液的功效。血液对人体起着营养和滋润功能，以维持正常的生理活动。各脏腑功能活动的正常与否，疾病的产生、发展、恢复过程与血液关系密切。因此，在遣药组方中适当地配伍养血药物，有助于疾病的治疗、脏腑功能的恢复。张仲景所著《金匮要略》，针对各种与血虚相关的不同病证，灵活地把当归、阿胶、白芍、大枣、地黄、川芎等养血药配伍运用于多种治疗方法，起到多种不同的功效。现将其有关配伍方法整理归纳为13法，并略作论述如下。

1. 建中养血法

建中养血法用于虚劳证。虚劳为病，多以气血阴阳皆亏。仲景每以温中健脾为主治疗。如小建中汤主治"虚劳里急，悸、衄、腹中痛"，其病机为中焦脾胃受损，气血生化乏源所致。方中桂枝、甘草、生姜、饴糖甘温健脾建中以助化源，芍药、大枣养血以滋润胃腑。建中与养血同进，前者助用，后者养体，乃体用同治之法。

2. 温阳养血法

温阳养血法用于血痹证。黄芪桂枝五物汤主治血痹证"身体不仁，如风痹状"，其病机为卫阳不足，运血无力而致痹。方中黄芪、桂枝、生姜温补卫阳以助温运营血之力；芍药、大枣滋养营血既能增水行舟，又能促进气之畅通。盖因"气为血之帅""血为气之母"，气存在于血液之中，有赖血的运载，且卫阳的功能活动以营血为物质基础，故在温补卫阳之气的同时补养营血更有助于卫阳功能的恢复，加速血痹消除。

3. 填精养血法

填精养血法用于精血虚损证。肾藏精，肝藏血，肝肾乙癸同源，精血相互资生。仲景当归生姜羊肉汤主治"虚劳不足"，其证乃因肝肾精血亏损所致。方中羊肉系血肉有情之品，甘温填精益肾；当归养血柔肝；生姜和胃运脾，合用则精血同旺，虚劳得复。后世《医方集解》虎潜丸主治肝肾精血亏损所致的痿证等，其组方原则即渊源于此。

4. 摄血养血法

摄血养血法用于脾虚失血证。《内经》谓："阴络伤则血内溢"，说明血络受损是内出血的基本原因。脾胃虚寒，统摄无权所致的便血也势必同时存在局部血络受损。黄土汤主治脾胃虚寒型便血，方中灶心黄土、附子、白术、甘草等温中健脾以摄血止血；地黄、阿胶养血润络，既能补失血之虚，又能修血络之破损，与益气摄血药同用，起到协同作用。

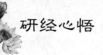

5. 利水养血法

利水养血法用于水停血虚所致的水肿、腹痛等。脾主运化水湿，若脾失健运，水湿内停，中焦不能受气取汁，转化为血，则形成水盛血少之病机。水盛泛溢肌肤则水肿，血少络脉失荣则腹痛。仲景用当归芍药散治疗本证。方中白术、茯苓、泽泻健脾利水，当归、芍药、川芎养血充脉，合之则能利水退肿，荣络止痛，是治疗脾虚水肿、血虚腹痛的有效方法。

6. 安神养血法

安神养血法用于心神不安证。《灵枢·平人绝谷》说："血脉和利，精神乃居。"心肝血虚，常有失眠、多梦等神志不安的见症。酸枣仁汤主治"虚劳虚烦不得眠"，方中酸枣仁、茯苓、甘草安神宁心，配用川芎养血通脉，知母滋阴养心，共奏安神宁心、养血定志之功。后世王清任用血府逐瘀汤治疗顽固性失眠，其方中不乏养血通脉之品，可谓师法于此。

7. 润燥养血法

润燥养血法用于妇人脏躁证。仲景所述脏躁，系心液不足，心血受损，心神失养使然。病由情志抑郁，或思虑过度，肝郁化火，灼伤心液引起。心液为心血组成部分，液亏则血亦虚。主方甘麦大枣汤用小麦养心液安心神，甘草润燥缓急，大枣养血宁心，全方有润燥缓急、养血宁心之功。后世清燥救肺汤治肺燥配用阿胶，百合固金汤中用生熟地、白芍、当归，治肠燥方剂济川煎、润肠丸均有当归，均师法于润燥养血并用。

8. 化瘀养血法

化瘀养血法用于血虚致瘀证。由于各种原因导致瘀血阻滞于内，日久则易致新血不生而血虚。仅补血不足以祛除血虚之因，必祛瘀方能生新。仲景大黄䗪虫丸为后世祛瘀生新的代表方。方中大黄、䗪虫、桃仁、虻虫、水蛭、蛴螬、干漆活血化瘀，芍药、地黄养血补虚，杏仁理气以行血，黄芩清泄郁热，甘草、白蜜调中和胃，共奏化瘀养血之功。

9. 清肝养血法

清肝养血法用于肝热血亏证。肝为藏血之脏。肝脏郁热，不但易伤肝阴，亦每暗耗肝血。奔豚汤所治奔豚气，病由肝郁化热，热伤肝血，肝气上逆所致。故欲清肝热，须伍用养血。方中李根白皮、生姜、半夏降逆下气，黄芩、葛根清泄肝热，当归、川芎、芍药养血柔肝，甘草缓急共奏清热养血、柔肝降逆之功。后世龙胆泻肝汤亦宗法清泄肝热药与当归、生地黄养血柔肝药同用。

10. 凉血养血法

凉血养血法用于产后下痢。产后血分已亏，复因热入肠络而痢，故宜养血扶正与凉血止痢并进。仲景白头翁加甘草阿胶汤主治"产后下利虚极"，方中白头翁、秦皮、黄柏、黄连清热凉血止痢，阿胶养血滋阴，甘草缓中，共奏清热凉血、养血补虚之功。后世芍药汤治湿热痢，则在清热解毒、行气导滞基础上加用芍药、当归等养血药，也是本法的发展运用。

11. 解毒养血法

解毒养血法用于热毒壅盛证。仲景升麻鳖甲汤去雄黄、蜀椒主治阴毒"面目青，身痛如被杖，咽喉痛"，其病机为热毒内侵，伤阴耗血所致。方中升麻解毒泄热透邪，鳖甲滋阴散结，当归养血和血，甘草调和药味，四药同用共奏解毒祛邪、滋阴养血之功。后世清胃散治牙龈溃烂、颊腮肿痛，也是将清热解毒药与当归、生地黄养血和血之品同用。笔者体会在解毒剂中加用养血药，可以起到和血透邪作用，能明显增强疗效。

12. 排脓养血法

排脓养血法用于脓疡证。热毒结聚，或痈疡于局部，日久酿脓伤血。脓由血肉所化，脓成必有血虚的潜在病理。赤小豆当归散主治狐惑病成脓期。方中赤小豆清热解毒排脓，当归养血扶正透脓，二者相辅相成。本法在外科已发展为托法的一种，即在解毒祛邪基础上，合用养血药以扶正托毒排脓。

13. 行气养血法

行气养血法用于气滞血虚证。气能行血，血能载气。仲景枳实芍药散主治"产后腹痛，烦满不得卧"，其病机系产后血虚，载气不能而停滞于腹部所致。方中枳实行气导滞以疏通气机，芍药养血柔肝以恢复载气之能，使其气血和畅，则病证自除。后世逍遥散则是本法的发展运用。

由上可见，仲景十分重视养血药在杂病治疗中的配伍运用，而并非仅把养血药用于血虚证。这是对《素问·调经论》"血气不和，百病乃变化而生"，《素问·至真要大论》"疏其血气，令其条达，而致和平"病机和治则理论的具体应用。就目前临床偏重于调畅气机、轻视养血和血的实际来看，仲景的这一学术思想值得重视。

〔四川中医，1997，15（7）：9-10。〕

《金匮要略》养阴补气六法

在张仲景所著的《金匮要略》中，对脏腑阴虚的治疗，极少单纯使用养阴药组方，每在养阴之品中配用补气药物如人参、黄芪、甘草等。笔者认为，养阴配用补气并非气阴双亏证的气阴双补。盖因人体阴液有赖气之化生资助，且人体之气依靠阴液的滋养，阴虚易致气亏。故《灵枢·本神》曰："是故五脏主藏精者也，不可伤，伤则失守而阴虚，阴虚则无气。"笔者特将有关方药归纳为以下六法。

1. 麦门冬配人参养肺阴

《金匮要略·肺痿肺痈咳嗽上气病脉证并治》曰："火逆上气，咽喉不利，止逆下气，麦门冬汤主之。"本条为阴虚肺痿证。《金匮要略编注》曰："此阴火上逆也，真阴之虚，惟当壮水之主，以镇阳光。"麦门冬汤重用麦门冬养阴润肺，其剂量约折合现代计量120g，配少量人参（9g）以补气，以增强麦门冬养阴之效；半夏降逆下气；甘草、大枣、粳米和胃助运化。诸药合用，共奏滋养肺阴、降逆敛火之功。

2. 石膏配人参润胃阴

《金匮要略·消渴小便不利淋病脉证并治》曰："渴欲饮水，口干舌燥者，白虎加人参汤主之。"本条为胃热亢盛，灼伤胃中阴津之证治。方中石膏既能清除胃热，又能甘寒生津，与人参甘温相合，则能养阴生津、益气和胃。再有木防己汤治"膈间支饮，其人喘满，心下痞坚，面色黧黑"，其病机为饮停膈间、胃阴受损，方用木防己、桂枝

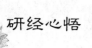

行水饮、散结气，石膏配人参甘寒润养胃阴以扶正行饮。

3. 芍药配黄芪益脾阴

脾之阴阳虚损，有黄芪建中汤、黄芪芍桂苦酒汤、桂枝加黄芪汤等方剂治之。黄芪建中汤主治"虚劳里急，诸不足"。方中桂枝、甘草、大枣、生姜辛温合阳；黄芪、胶饴甘温益气健脾，共奏温补脾阳之功；芍药与黄芪相合，具有补益脾阴之效。诸药合用，则阴阳双补。黄芪芍桂苦酒汤、桂枝加黄芪汤主治黄汗。病机为脾虚挟湿，汗出日久而脾阴亦亏，故病人有"烦躁，小便不利"之阴液不足症状。方中黄芪既能配桂枝以温脾行湿，又能与芍药配合以益阴健脾。

4. 酸枣仁配甘草滋心阴

《金匮要略·血痹虚劳病脉证并治》曰："虚劳虚烦不得眠，酸枣仁汤主之。"本条论述心烦失眠的证治。病因心之阴血不足，虚热内扰心神所致。方中酸枣仁甘润，养心阴、安心神；配甘草以增强养阴之效；知母滋阴降火；川芎和血；茯苓安神，全方共奏养阴清热、安神宁心之效。笔者体会，在选用酸枣仁养心安神时用炙甘草相助，其功效则能倍之，如归脾汤等。

5. 芍药配甘草化肝阴

《金匮要略·奔豚气病脉证治》用奔豚汤主治"奔豚气上冲胸，腹痛，往来寒热"，其病由惊恐恼怒，肝郁化热，灼伤肝阴，冲气上逆所致。方中李根白皮专治奔豚气，葛根、黄芩清火平肝，半夏、生姜和胃降逆，当归、川芎养血柔肝，芍药配甘草酸甘化阴以补养肝阴。诸药合用，共奏养阴平肝、降逆除火之功。在《伤寒论》中，仲景用芍药甘草汤治肝阴不足之足挛缩证，方中仅用芍药与甘草相配组方，更能体现二药的养阴功效。

6. 阿胶配甘草补肾阴

妇女产后，本为肾中精血亏损，复因热利伤阴，则肾阴更虚。仲景用白头翁加甘草阿胶汤主治"产后下利虚极"，即属此类病证。方用白头翁汤清热燥湿、凉血止利以治病之标，用阿胶滋阴养血以治病之本，配用甘草之甘味以助阿胶补养肾阴之效。仲景用甘草命名方剂并非单纯用甘草缓急和胃之目的，实为示人以补气药物能增强滋阴药功效的一种法度。

〔中医药信息，2004，21（6）：40。〕

《伤寒论》桂枝功用新探

桂枝是仲景《伤寒论》中常用药物，近年对此研究较多。笔者认为，桂枝治疗外感病不但能温散风寒外邪而直接祛邪，而且能通畅气机以增强人体的抗邪能力而间接祛邪。后者是中医治疗感染性疾病的一大优势，具有"四两拨千斤"式的因势利导之功，是西药抗生素作用机理所不能比拟的。研究桂枝通畅气机治外感，对提高外感病治疗效果，很有意义，现将有关问题讨论如下。

1.《伤寒论》六经病的基本病理是气机郁滞

《伤寒论》六经的主要病因是外感风寒之邪。风寒犯于人体，无论是寒化还是热化，其基本病理是阳气受遏，导致气机郁滞而出现一系列临床症状。华岫云曰："外邪倾入人体，皆能郁而致病。如伤寒之邪，郁于卫，郁于营，或

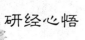

在腑在脏。"俞根初亦亦曰:"风为百病之长,善行数变,自外而入,先郁肺气。"太阳表证有伤寒、中风之不同,其原理在于气机受郁的形态有异。若风寒犯表,卫气受郁,营气外泄,营卫失和,则表现为恶风、发热、汗出、脉缓之中风表虚证。

阳明病里热炽盛之发热,表现为不恶寒反恶热。吴瑭云:"恶热,邪欲出而未遂也。"吴又可曰:"百病发热,皆由于壅郁。"《伤寒论》350条曰"伤寒,脉滑而厥者,里有热,白虎汤主之",其手足逆冷之"厥",是气机受郁,阳不外达所致。白虎汤证汗出热不解,亦是阳气郁遏之征。刘河间认为,火热越甚人体阳热怫郁也越盛,且比体表卫阳之郁更为深重,非机体汗出所能解,若阳无郁遏,则汗出热退而病愈。白虎汤以石膏为主药,石膏凉中有辛,辛能散郁,则其寒而不凝,即寒除邪热、辛调气机。吴瑭谓"白虎本为达热出表",可见白虎汤证有气机郁滞的病理存在。阳明腑实乃热结肠腑,阻塞气机所致,故表现为痞、满、燥、实及肢厥、脉迟或沉。仲景在火热内结之际所用之大承气汤,仍不避辛温之枳实、厚朴,因两药既有助大黄、芒硝通便之功,又寓有散结行气、通畅气机之用,其解郁透邪之意显而易见。

少阳乃气机升降之枢纽。邪传少阳,势必影响少阳的枢机功能。主方小柴胡汤疏解少阳之郁,令气机升降出入有序。仲景谓其作用机理是"上焦得通,津液得下,胃气因和,身濈然汗出而解",从而明确了少阳病变时气机郁滞的内在病理。

太阴病属正虚邪实,既有寒湿内盛而阻滞气机之实,又有脾阳虚弱而气运乏力之虚,但总以"腹满而吐,食不下,自利益甚,时腹自痛"之气机失常为主要症状。仲景用理中汤助阳温通以开郁，令脾阳温运，郁滞得开，气机升降得复则邪祛正安。

少阴病多阳衰阴盛，其寒凝气机更为明显。少阴病通脉四逆汤主治的阴盛格阳证，白通汤主治的阴盛戴阳证，都是由于气机因虚致郁，不能正常交通阴阳所致。故方中除温阳散寒之品外，用葱白意在通畅气机以助阴阳之交通。

厥阴病以厥阴胜复为主要表现，其机理仲景已有明论"凡厥者，阴阳气不相顺接，便为厥"，也就是说，阳气郁而不足，不能贯通是厥阴为病的内在机理。阳气郁遏较甚，则厥多热少；阳气郁遏较轻，则厥少热多。

2. 用桂枝通畅气机是仲景治疗外感病的用药特点

桂枝性辛味温，《本经疏证》谓其具有和营、通阳、利水、下气、行瘀、补中六大功效。桂枝治疗外感病，主要是取其温能散寒通阳，辛能通畅气机。由于伤寒病多为阳气受损基础上的气机郁滞，所以桂枝特别适合。并且桂枝善于走窜不定，容易直达表里上下各部位，因而桂枝运用十分广泛，成为仲景用药的一大特色。其运用主要有：

（1）通达卫气

麻黄汤、桂枝汤分别主治太阳病伤寒表实证、中风表虚证。二方皆用有桂枝，是取其通达卫气，调和营卫之功能。麻黄汤以麻黄辛温发汗，宣肺平喘为主药；配桂枝能达卫气，祛风解肌；杏仁宣利肺气；甘草调和诸药。全方具有发汗解表，宣通营卫之功，为发汗之峻剂。桂枝汤以桂枝通达卫气，祛邪解肌为主药，配芍药收敛营阴。二者起到解表敛汗，调和营卫之功，生姜助桂枝外散风寒，甘草、大枣调中和胃，共为调和营卫祛风解肌之剂。

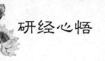

（2）通阳化气

《伤寒论》71条曰："太阳病发汗后，大汗出，胃中干，烦躁不得眠，欲得饮者，少少与饮之，令胃气和则愈；若脉浮，小便不利，微热者，五苓散主之。"本条叙述太阳病发汗后的两种转归：一是汗后邪祛，但津伤胃燥，予少量饮水以资充津液即愈；二是发汗后表邪未尽，随经入腑，阻遏膀胱阳气，导致气化失司，水液蓄结而成太阳蓄水证。方用五苓散主之。其中桂枝既解外邪，又通阳化气，通畅膀胱气机，与猪苓、泽泻、白术、茯苓行水燥湿药同用，共奏化气行水、解表祛邪之功。若不用桂枝而选用麻黄等其他解表祛邪药，则仅解其表而无通畅膀胱气机功能，其病邪必不除。

（3）温运脾气

《伤寒论》67条曰："伤寒，若吐若下后，心下逆满，气上冲胸，起则头眩，脉沉紧，发汗则动经，身为振振摇者，茯苓桂枝白术甘草汤主之。"本条为吐下后，脾阳受郁，气机失常之证，因发汗则有"动经，身为振振摇"之变。方中用桂枝不为解表，而是取其温运脾气，调畅气机之能。中焦气机畅通，运化得力则寒湿之邪得除。配白术、茯苓、甘草增强健脾燥湿、和胃化水之功。

（4）温通心阳

《伤寒论》117条："烧针令其汗，针处被寒，核起而赤者，必发奔豚，气从少腹上冲心者，灸其核上各一壮，与桂枝加桂汤，更加桂二两也。"本条叙述烧针取汗不解，复感风寒，内犯于心，心阳受郁，不得下温于胃，心肾气机失常，从而出现"气从少腹上冲心"之气机逆乱症状。仲景在其方后语曰，"桂枝汤，今加桂满五两，所以加桂者，以能泄奔豚气也",可见用桂枝汤可解其在表之邪,更加用桂枝意在温通心阳,调畅气机。心阳通达、气机复常则是本证治疗的关键所在。他方用桂枝,主治寒邪内犯心脏之证,皆取其温通心阳,调畅气机之功。

（5）通调经气

《伤寒论》106 条为太阳蓄血证治:"太阳病不解,热结膀胱,其人如狂,血自下,下者愈。其外不解者,尚未可攻,当先解其外;外解已,但少腹急结者,乃可攻之,宜桃核承气汤。"蓄血证系邪热入内与瘀血相结于下焦少腹所致。治用通下瘀热法。桃核承气汤系调胃承气汤加桂枝、桃仁而成。本方用桂枝既非外解表邪,又非温阳散寒,意在通畅经脉之气,冀其气行血行而有助于瘀热下泄。桃仁活血化瘀,调胃承气汤通腑泄热,共奏通泻瘀热之功。再有当归四逆汤主治"手足厥冷,脉细欲绝",其病机系素体血虚,因复因寒邪凝滞,气血运行不畅,四肢失于温养所致。方中当归、白芍、甘草、大枣补养营血;细辛、通草通脉散寒;桂枝温通经脉,调畅气机,使其气血充和则邪祛厥除。

（6）宣通阴阳

《伤寒论》173 条曰:"伤寒胸中有热,胃中有邪气,腹中痛,欲呕吐者,黄连汤主之。"本条为外邪入里,气机受郁,不能交通阴阳,阳壅于上而为热,阴凝于下而为寒,形成上热下寒格拒之势。黄连汤用黄连苦寒清除上热;干姜、人参、甘草、大枣温阳健脾以散下寒;半夏降逆和胃;更用桂枝宣通阴阳、调畅气机以破格拒之势。诸药合用使其寒热之邪祛除,阴阳得以交通,则诸证消失。又有乌梅丸主厥阴病,方中除温阳益气、苦寒坚阴之品合用外,用桂枝亦意在宣通阴阳,使其阴阳之气互为"顺接",则能增

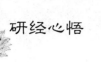

强祛除厥热之功。

3. 仲景通畅气机治外感对温病学的影响

仲景治外感着眼于桂枝通畅气机的学术思想亦指导着温病的治疗。后世温病大家宗其学，活其法，根据温病的病邪特点，改桂枝为其他药物以通畅气机，增强人体机体的抗邪能力。

宋金时代刘河间提出"六气皆能化火"，开温病之先河。他认为外感风寒或内伤生冷，使"冷热相并"，均能使"阳气怫郁，不得散"而生内热。因而他既重视用寒凉清热，又多用滑石、生姜、葱、豉、薄荷等开发其郁结，通畅气机。河间在仲景三承气汤基础上创立三一承气汤，治疗多种里热病证。他在三承气汤基础上加用生姜，是因为三承气汤解郁之力尚属不足，加用辛散开结之生姜，更能解其"阳热怫郁"，畅达人体气机。故张子和评论说："千古之下，得仲景之旨意，刘河间一人而已。"

明清时期温病学逐渐形成，各医家对温病颇多发挥。然其都重视人体气机郁滞这一温热病过程中的共有病理。赵献可明确提出："伤风伤湿，除直中外，凡外感者俱作郁看。"他在论火郁之喘时曰："此为蓄郁已久，阳气怫遏，不能营运于表，以至身冷，脉微而闷乱喘急，当此之时，不可以寒药下之，又不可以热药抗之，惟逍遥散加茱、连之类，宣散蓄热，得汗而愈。"

吴有性提出"戾气致病，邪伏膜原"之说，治法以疏利为主。他认为："疫邪每有表里分传者，因有一半向外传，则邪留于肌肉，一半向内传，则邪留于胃腑，邪留于胃，故里气结滞。里气结，表气因而不通，于是肌肉之邪不能达于肌表，下后里气一通，表气亦顺，而郁于肌肉之邪，方能达于肌表。"他创立达原饮治疗温疫邪伏膜原，内用槟榔、厚朴、草果等辛味行气之品以通畅气机，达邪外出。

叶天士创卫气营血辨证。他提出"在卫汗之可也"，主张选用薄荷、桑叶、金银花、连翘、桔梗等辛凉轻透之品，以宣透肺卫郁热；"到气才可清气"，也并非一味苦寒，主张应予辛寒清气之品以透热外达；"入营犹可透热转气"，则明确提出透解邪热由深出浅的治疗方法；"入血就恐耗血动血，直须凉血散血"，也着眼于清热凉血，透达血分气机。总括其治疗，重在辛凉透达。

吴瑭创三焦辨证，更重视三焦气机的畅通与否，所创三仁汤主治湿温病，功能在宣畅气机，清利湿热。

陆士谔总结了王孟英治温病重视通畅气机的学术特点。他在《分类王孟英医案》中说："孟英之学，得力于枢机气化。故其为方，于升降出入，手眼颇有独到，而治伏气诸病从里外透，尤为特长，大抵用轻清流动之品，疏动其气机，微助其升降，而邪已解矣。"

当代温病大家赵绍琴认为温病本质是郁热，治疗温病必须宣展气机，透邪外达，不可徒执清热养阴而遏伏气机。

由上可见，温病学家虽将温病与伤寒区别开来，但外感之邪阻遏气机的病机理论却被温病学家所继承，并将仲景的辛温通畅气机发展为辛凉宣透，有效地提高了温病的治疗效果。

〔中医研究，1994，7（9）：19—21。〕

《伤寒杂病论》桂枝反治功能

桂枝，是张仲景《伤寒杂病论》使用频率最高的药物之一。其性味辛、甘、温，归心、肺、膀胱经，具有发汗

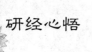

解表、温经通阳等功能。仲景常用于太阳表证、蓄水证、痰饮病、胸痹、瘀证、痹证、腹泻、胃痛、奔豚气、月经不调、癥瘕积聚等病证。《本经疏证》归纳其有和营、通阳、利水、下气、行瘀、补中六大功能。笔者认为，这仅指与其性味特性逆向的正治功能，而与其性味特性正向的反治功能尚未述及。现将其反治功能归纳为以下5种。

1. 热因热用治热证

桂枝辛温助火，一般忌用于温热病。然仲景不截然避之。如白虎加桂枝汤治内热炽盛型温疟，茵陈五苓散治湿热型黄疸，温经汤治妇人午后发热等。其用桂枝已超越"寒者热之，热者寒之"之常法。用意之深，非薄学所能识。盖因桂枝之辛温，具有通达阳气郁滞之功效。刘河间以为"六气皆能化火"是"阳气怫郁、不得散"所致。吴又可曰："百病发热，皆由于壅郁。"吴鞠通谓温病之发热是"邪欲出而未遂也。"因此，在投用寒凉清热治疗温热病时，适当加用辛温达阳散郁之品，有助于热邪外出。故仲景用桂枝，热因热用治热证的反治功能，意即于此。此法已被后世温病学家引申运用。赵献可提出"凡外感者俱作郁看"，治疗火郁喘用药既不可单纯用寒药，又不可单纯用热药，可用"逍遥散加柴、连之类，宣散蓄热，得汗而愈"。陆士谔在《分类王孟英医案》中说："孟英之学，得力于枢机气化……大抵用轻清流动之品，疏动其气机，微助其升降，而邪已解矣。"当代温病学家赵绍琴认为温病本质是郁热，治疗温病必须宣展气机，透邪外达，不可徒执清热养阴而遏伏气机。

2. 汗因汗用治汗证

桂枝为辛温发汗之品，主治太阳风寒表证。仲景用桂枝汤治"病人脏无他病，时发热自汗出而不愈者"，是汗证用汗法的反常之法。此自汗系内伤杂病中的营卫失和所致。营行脉中为卫之守，卫行脉外为营之使，若卫气失固，营阴外泄而为汗。此证发病之因，或起于过劳，或起于七情内伤，或起于寒热失调，故治此不宜使用见汗止汗之法。方用桂枝为主温通卫阳，配白芍酸敛营阴，使其营卫调和，则自汗得止。用桂枝治自汗尚见于甘草附子汤。本证系阳虚风湿所致的"骨节疼烦，掣痛，不得屈伸，近之则痛剧，汗出短气"。方中甘草、白术益气祛湿；重用桂枝四两配附子既祛风燥湿，又温通卫阳，使风湿祛卫阳通，则肌表得固而汗出自止。

3. 通因通用治血证

血证系络破血溢所致，为脉络过通引起，非瘀阻而不宜用通脉之药。桂枝为温阳通脉之品，慎用于血证，以防耗血动血而加重出血。仲景小建中汤治"虚劳里急，悸，衄"，用桂枝为主药治疗衄血，是桂枝反治功能的又一运用。小建中汤所治"衄血"，其病机为阴阳两虚所致，可因劳损、七情、饮食等引起，致其中气虚馁，阴阳生化乏源，阳气不能统摄血液而溢于脉外使然。本病可伴有面色萎黄不华、形体消瘦、精神不振、胃纳不佳、口咽干燥、形寒烦热、舌苔白净舌质淡胖、脉细弱等症状，且衄血之血色淡黯。方中胶饴、甘草、大枣、生姜补气建中，桂枝温通脾阳，白芍酸敛脾阴。全方共奏建中缓急、调和阴阳之功。其中桂枝重在发挥温通脾阳，恢复脾之统血功能，使其不止血而能获得止血之效，乃治病求本之功。

4. 燥因燥用治渴证

桂枝辛温，有伤阴耗津之弊，一般不宜用于津亏口渴

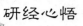

之证。然仲景对湿阻津亏之消渴，每多用之。如五苓散治"小便不利，微热消渴""脉浮数，烦渴""心下痞……渴而口燥"等，茯苓泽泻汤治"胃反，吐而渴欲饮水"。二者均以阳气阻遏、水湿内停、津液亏损为病机，前者以水蓄下焦膀胱为主，后者重在饮停胃腑。二方均以桂枝与茯苓、白术、泽泻等健脾利水化湿药相配，共奏通阳化气、健脾利水、布津止渴之功。其中桂枝有通阳化气，恢复阳气之气化功能，既使水湿得化，又能敷布津液，显示温不伤阴、燥不耗津的特殊功效。《内经》曾有"辛能润之"的论述，以桂枝之辛，润泽口渴，即是此意。不啻如此，仲景还将桂枝用于大队养阴药之中，创金匮肾气丸，治疗肾虚消渴，也是对《内经》辛润理论的具体运用。

5. 虚因虚用治虚证

桂枝性温通阳，无补阳功能。对阳虚之证，若使用不当，易更耗伤阳气，犯"虚虚"之诚。仲景每用不同的配伍，以求桂枝的补阳作用，发挥虚因虚用治虚证的反治功能。一是辛甘合阳，如桂枝甘草汤治心阳虚心悸证，方用桂枝辛味入心助阳，甘草补中益气，二者相配，有辛甘合阳、温运心脉之功。二是阴中求阳，如炙甘草汤治心阴心阳两虚之心悸证，内用桂枝与地黄、麦冬、阿胶等养阴药相配，以阴中求阳，起到阴阳双补作用。三是咸味固阳，如桂枝甘草龙骨牡蛎汤治心阳虚烦躁证，除桂枝配甘草辛甘合阳外，更与龙骨、牡蛎咸味重潜之品相伍，以固涩阳气，消除亡阳之变。四是甘温补阳，如乌梅丸治厥阴病阴阳双亏、寒热错杂证，以桂枝与附子、人参等甘温之品相合，增强补阳作用；黄芪建中汤治阴阳两虚型虚劳，方中桂枝与黄芪、饴糖等甘温之品相配，从而发挥出桂枝的补阳功能。

由上可见，桂枝的反治功能是仲景运用桂枝治疗功能的重要组成部分。桂枝反治功能的发挥是由其特有的性味、特殊的配伍、特定的适应证决定的。研究桂枝的反治功能，对扩大桂枝使用范围、拓展临床思路大有裨益。

〔江西中医药，2008，39（1）：18-19。合作者应毅、应武江。〕

～ 张仲景对厚朴功效的认识 ～

张仲景在《伤寒论》和《金匮要略》中，有15首方剂使用厚朴，并有6首方剂以厚朴冠名。现行高等中医药院校教材《中药学》谓厚朴的功效为行气、燥湿、消积、平喘，而仲景对厚朴的运用较为广泛，笔者将其归纳为以下几个方面的功效。

1. 宣肺解表

厚朴性味辛、苦、温，具有宣散肺气、解表达邪功效，适用于风寒表证。《金匮要略》厚朴麻黄汤主治"咳而脉浮"，其病机为风寒束表，寒饮阻肺，方中厚朴与麻黄相配乃求其宣肺解表之功效。故《医宗金鉴》注曰本方"主之厚朴者，以散外邪为主也"。尤怡曰："厚朴辛温，亦能助表。"再有厚朴七物汤主治里积腹满兼中风表证，其中厚朴与桂枝相配乃取其辛温解表功效。笔者每用厚朴与防风、荆芥、羌活等辛温解表药组方治疗头痛、恶寒、鼻塞、流清涕等风寒型感冒，疗效特佳。

2. 降逆平喘

厚朴不但能宣散肺气，更能肃降肺气，起到降逆平喘

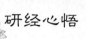

功效，运用于肺逆气喘证。《伤寒论》18条曰："喘家作，桂枝汤加厚朴杏子佳。"其病机为素有喘咳之人，因风邪外袭而迫于肺，致肺寒气逆而喘息复发。方中以桂枝汤解肌祛风、调和营卫，治太阳中风表证；厚朴配杏仁降逆平喘、下气消痰，治气逆作喘。故《汤液本草》亦谓厚朴有"治肺气胀满，膨而喘咳"功效。

3. 行气消胀

《伤寒论》栀子厚朴汤主治"伤寒下后，心烦腹满，卧起不安"，其病机为误下致热留胸膈，气滞于腹。方中栀子清胸膈之热以除心烦，厚朴配枳实行气消胀以除腹满。厚朴生姜半夏甘草人参汤主治脾虚气滞所致的腹胀，乃消补兼施方法。方中厚朴配生姜行气除胀，半夏开结降逆，人参、甘草补益脾胃，以求补而不壅、消而无伤的最佳疗效。综观仲景治疗腹胀的方剂，基本上以厚朴为主组方。目前临床也以厚朴为行气消胀的首选药味。

4. 利咽散结

《金匮要略》半夏厚朴汤主治"妇人咽中如有炙脔"，此证现称"梅核气"。病因七情郁结，气失调畅而不能运布津液，津凝成痰，痰气交结于咽喉所致。表现为自觉咽中梗阻，有异物感，咯之不出，吞之不下，但饮食无碍。方中厚朴利咽散结，半夏、生姜、茯苓化痰降逆，苏叶宣气解郁，合用使气顺痰消，结散病除。有研究证实厚朴中含有厚朴碱能使参与吞咽运动的运动神经末梢麻痹，引起参与吞咽运动的肌肉松弛，从而减轻或消除咽部异物感。

5. 开闭止痛

厚朴不但能疏理胃肠滞气，更能对肠腑闭阻、大便不通之证起到开闭止痛作用。这是一般行气药，诸如陈皮、佛手、木香、香附等所不具备的功效。厚朴通腑开闭，仲景每与大黄合用，并选用枳实助之。诸如厚朴三物汤主"痛而闭者"，大承气汤治腹满便秘等。并且，对于因食积日久引起的胃肠气滞不通，仲景也用大承气汤下之，其中的厚朴则有消食开闭的功效。麻仁丸主治燥热内盛型便秘，内用厚朴也是取其开闭通腑的功效。

6. 通痹宽胸

《金匮要略》枳实薤白桂枝汤主治"胸痹心中痞气，留气结在胸，胸满，胁下逆抢心"。病由胸阳不振，痰浊痹阻所致。方中枳实理气除满，桂枝、薤白通阳宣痹，瓜蒌化痰开结，而厚朴则能通痹宽胸。厚朴治疗痰浊痹阻型心动过缓的功效，已被现代医学所证实。有学者认为厚朴碱有降压作用，降压时反射性地引起呼吸兴奋，心率增加，从而使心脏供氧增加，心脏功能改善。笔者体会，对一些气虚型的胸痹患者，在投以人参汤为主方时加用厚朴每能增加疗效。

7. 燥湿行饮

厚朴苦燥辛散，长于燥湿行饮。《药性论》曰其能"除痰饮，去结水"。仲景用厚朴大黄汤主治"支饮胸满"，即取其燥湿行饮的功效。笔者每用五皮饮加厚朴15g治疗妇女特发性水肿有效好疗效。对幽门不完全梗阻，证见胃脘痞满有振水音、恶心呕吐、舌苔白腻、舌质淡、脉细滑的饮停中焦患者，笔者体会用苓桂术甘汤加厚朴15g亦能增加疗效。对输尿管结石引起的肾积水者，笔者则在利尿排石的基础上，重用厚朴20～30g，有利于结石的排出。

〔中医药通报，2004，3（4）：57-58。〕

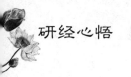

《伤寒杂病论》中白芍的作用

双向调节作用是指人体在不同的病理状态下，一种药物所发挥的具有相反属性的双重性治疗效能。张仲景在《伤寒杂病论》中，较多药物的使用体现了这一作用，其中以白芍最为突出。

1. 滋阴养血与利水渗湿

阴血不足和水湿停滞是与水、血相关的两种不同的病理状态。滋阴养血是白芍的正治功能，用于各类阴血不足之证。如仲景芍药甘草汤治过汗耗伤阴血之脚挛急，其中白芍配甘草酸甘化阴、养血柔筋。其他如当归芍药散治血虚腹痛，用当归配白芍养血柔肝；当归四逆汤用当归配白芍养血通经；黄连阿胶汤用白芍配阿胶滋阴养血等。与此相反，因阳虚导致水液停滞的水肿仲景用真武汤治之，内用白芍配附子温阳利水，发挥其利水渗湿的作用。甘遂半夏汤治饮停中焦，白芍与半夏相配，是取其渗湿化饮之功能。《神农本草经》谓白芍有"利小便"的功能，笔者在临床中常用白芍 30g 加入辨证方药中，治疗妇女特发性水肿有良效。

2. 外感发汗与杂病止汗

外邪在表能发汗祛邪，内伤自汗能止汗固表，这是白芍的又一双向调节作用。桂枝汤治太阳中风、邪阻肌表，用桂枝配白芍解肌祛风、调和营卫，其祛邪原理虽与太阳伤寒之表实证有异，但均属发汗剂。故仲景自谓桂枝汤为"汗解"之剂。且服桂枝汤后令"遍身漐漐，微似有汗者益佳，不可令如水流漓"，亦表明本方的发汗作用。在内伤杂病中，仲景用桂枝汤治"病常自汗出"，此白芍与桂枝配伍是取其收敛止汗作用。再如黄芪芍桂苦酒汤、桂枝加黄芪汤治疗黄汗，方中桂枝与白芍相配，亦为固表止汗。笔者对各类自汗、盗汗患者，均在辨证基础上，加用白芍10 ~ 20g 以收敛止汗，每能获得佳效。

3. 酸敛止泻与苦泄通便

腹泻与便秘是通与闭的相反病证。仲景用黄芩汤治"太阳与少阳合病，自下利"，病机为少阳火邪内迫阳明肠腑而成泄泻。方中黄芩苦寒清热，白芍酸寒收敛止泻，甘草、大枣和中扶正。其他如葛根汤主治"太阳与阳明合病"所致的"自下利"，方中葛根与白芍相配，外解肌表，内敛止泻。对肠道燥热便秘，仲景麻仁丸用白芍与大黄相配，是发挥其苦泄通便的作用。有研究认为，若麻仁丸原方不用白芍，则其通便缓泻作用明显减弱。笔者重用白芍 30g 配防风、白芷等祛风泄肝药，治疗肠粘连引起的腹痛便秘等症有效。

4. 养血止血与柔络化瘀

止血与化瘀是一对矛盾。止血是闭塞，化瘀是通畅。止血易留瘀，化瘀易出血。而白芍具相反作用于一体。仲景用小建中汤治"虚劳里急，悸，衄"，其衄血之病机乃阴阳双亏、阴虚生热，内用重剂白芍养阴退热，生血止血。桂枝茯苓丸主治癥病漏下，内用白芍是取其养阴止血和柔肝化瘀的双重作用。芎归胶艾汤治妇女月经淋漓不断，内用白芍也功在养血止血。再如黄芪桂枝五物汤治血痹，病因阳气不足、瘀血停积。方中桂枝、黄芪、生姜通补阳气，白芍、大枣活血化瘀、柔络通脉，共奏通阳化瘀宣痹之功。

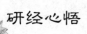

研经心悟

枳实芍药散主治妇女产后气滞血瘀之腹痛，其中枳实行气导滞，白芍活血化瘀、柔络止痛。

5. 敛降气机与疏散气机

气机泛指气的运动变化，有升降出入的不同状态。仲景所论奔豚气乃气逆上冲所致，其可分为肝郁气逆上奔和肾寒气逆上奔二种。前者用奔豚汤主之，后者用桂枝加桂汤主之，二方中均有白芍一味，功在敛降气机。其作用特点是内敛、下降。而仲景创制四逆散治肝胃气滞、阳郁不达之四肢厥冷证，内用白芍则是取其疏散气机、布达阳气之功。其作用特点是外散、通达。再有仲景每用白芍治腹痛，其病机多为气机阻滞、络脉挛急所致，其作用机理也在于疏通气机、通络和血。

综上所述，白芍具有多方面的双向调节作用。在临床运用时，一是要辨证准确，认清病变的病理机制；二是要选用相应的配伍药物，以发挥白芍不同的治疗功能；三是要重视白芍的用药剂量，不同的剂量也能改变白芍的作用。究其原理，首先是白芍自身具备与多种病理相适应的治疗功能；其次是通过不同的药物配伍改良了白芍的治疗效应。

〔河南中医，2005，25（8）：9。〕

《伤寒杂病论》中白芍利水功用浅析

在张仲景所著的《伤寒论》《金匮要略》中，白芍是一味常用药。仲景不但用其调和营卫、滋阴养血、柔肝止痛，而且还用于各类水饮所致的病证。现就仲景所立方剂中白芍的利水功用归纳整理如下。

1. 利水止咳

小青龙汤主治风寒表实、水饮停肺之证。证见恶寒发热，咳嗽气喘，咯痰稀白，无汗头痛，或伴面目浮肿，舌苔薄白滑腻，舌质淡，脉浮紧。其治法为外解风寒、内散水饮。方中麻黄、桂枝、细辛散寒解表，干姜、半夏、甘草、五味子温肺化痰止咳，白芍利水散饮、敛肺止咳，全方共奏解表化饮之功。另有小青龙汤治溢饮，用麻黄等散饮于肌表，白芍行饮于小便。

2. 利水和中

《伤寒论》28条曰："服桂枝汤，或下之，仍头项强痛，翕翕发热，无汗，心下满微痛，小便不利者，桂枝去桂加茯苓白术汤主之。"本条为汗下后中焦脾虚水停，风寒表证未解的证治。治以解表与利水并用，方中生姜散寒解表，白术、茯苓、大枣、甘草健脾化湿，用白芍利水以和中，共奏发汗解表、利水和中之效。

3. 利水止泻

《伤寒论》172条曰："太阳与少阳合病，自下利者，与黄芩汤。"本条为邪热内迫阳明肠道，肠道津液受阻而为水湿，邪热与水湿互结致泻。方中黄芩苦寒清热，白芍利水祛湿，甘草、大枣和中缓急。全方共奏清热祛邪、利水止泻之功。再有《金匮要略》甘遂半夏汤主治肠道留饮所致腹胀、腹泻，内用白芍也是取其利水消饮以止泻之功，其机理在于"利小便实大便"。

4. 利水退肿

真武汤主治少阴阳虚水停之证。病因太阳病过汗伤阳

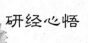

或少阴病阳衰阴盛所致。证见四肢沉重疼痛，下肢浮肿，小便不利，头目眩晕，心悸，身睏动等。治拟温阳化气行水。方中附子辛热温壮肾阳，白术、茯苓健脾燥湿，生姜散寒和中，白芍利水退肿，共奏温阳散寒利水之功。此为目前临床最为常见之法。

5. 利水排脓

《伤寒论》用麻黄升麻汤治疗误下后正伤邪陷、上热下寒所致唾脓血证，以清上温下、扶正益阴、发越郁阳为法立方，方中用白芍利水以排脓，因疮疡痈既成，酿脓之后必有水津受阻，利水则有助排脓消肿。故仲景在《金匮要略》中用枳实芍药散主治痈脓，用排脓散治各类疮痈，均用有白芍，其组方之意在此。

6. 利水通痹

《金匮要略》中的桂枝芍药知母汤和乌头汤均为治疗关节肿痛之方。前者以祛风除湿、温经散寒、滋阴清热为法，主治风湿流注关节，且化热伤阴之关节肿痛；后者以温经祛寒、除湿解痛为法，主治寒湿留于关节之证。二者的共同点是以湿为病，二方中均用有白芍，不是取其缓急止痛之功，而在于利水行湿，水湿除则痹通肿消。

7. 利水止汗

黄芪芍药桂枝苦酒汤主治黄汗，其病机与出汗时沐浴，汗液排泄障碍有关。因水湿犯于卫表，卫郁而不能行水，滞留于肌肤，故全身水肿；水湿郁蒸肌表，故发热汗出色黄。方中黄芪补卫气、固肌表，桂枝、苦酒解肌达邪，用白芍不在调和营卫，而在利水行湿。全方共奏祛散水湿、固表止汗之功。笔者体会，对顽固自汗、盗汗患者，在辨证基础上加用白芍，每能获效于意外。

8.利水化瘀

《金匮要略》用桂枝茯苓丸主治妇人癥积。癥积多为血瘀使然，因津化为血，血瘀生水，瘀水常相兼为患，故化瘀尚需行水，本方即寓意于此。方中桂枝、牡丹皮、桃仁活血化瘀消癥，白芍配茯苓利水渗湿以助化瘀。其他类似功用的方剂尚有当归芍药散，以养血活血与水除湿并用，达到消肿安胎目的。土瓜根散主治带下经乱，以活血化瘀之品与白芍之利水同用，共奏止带调经之功。

以上涵盖了白芍利水功能的各个方面。在临床使用白芍利水时，笔者体会有三：①剂量宜大，一般在 30 ~ 60g；②要根据水饮的不同成因而与相应的配伍，如属热与黄芩、黄连相配，属寒与附子、细辛相配，气滞与厚朴、枳实相配，脾虚与黄芪、白术相配，血瘀与当归、川芎相配；③白芍性味酸、苦、寒，脾胃虚寒者慎用。

〔中华中西医结合杂志，2004，4（6），93-94。〕

❀《金匮要略》杏仁的功用 ❀

现行高校统编教材《中药学》谓杏仁性味苦、微温；功效止咳平喘、润肠通便；用于咳嗽气喘和肠燥便秘。张仲景在《金匮要略》中对杏仁的运用较其广泛，笔者将其整理归纳为以下 7 种功用。

1.祛湿宣痹，用于风湿痹痛

仲景用麻黄加术汤和麻杏薏甘汤分别治疗风湿痹阻肌表之证。前者以风湿偏寒为主，证见肢体疼痛、发热恶寒、

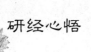

身重无汗、舌苔薄白腻、舌质淡红、脉紧，用麻黄加术汤祛风燥湿、散寒宣痹，方中杏仁与重剂白术相配，具有祛湿宣痹功能。后者以风湿偏热为主，证见肢体疼痛、发热恶寒以日晡为甚、舌苔薄黄腻、舌质偏红、脉濡，以麻杏薏甘汤祛风燥湿、清热宣痹，方中杏仁与薏苡仁相伍，具有宣通湿热痹证作用。

2. 化痰开窍，用于中风偏瘫

仲景虽对中风偏瘫病因认识不全，片面使用祛除外风药，但化痰开窍、养血通络之法已有应用。续命汤治中风偏瘫、语謇声嘶或肢体拘急。方中麻黄、桂枝疏散外风，人参、甘草补中益气，当归、川芎、干姜养血通络，石膏制约麻、桂、姜之辛温，杏仁化痰开窍，共奏养血通络、益气祛风、化痰开窍之功。再如仲景还魂汤治昏厥，用麻黄宣通阳气，杏仁化痰开窍，甘草益气缓急，以恢复神机功能。笔者体会，杏仁具有菖蒲、郁金样的开窍醒神作用。

3. 润肠通便，用于肠燥便秘

仲景麻仁丸，治疗燥热内盛型便秘，现为临床常用，方中杏仁功在润肠通便。再有大黄䗪虫丸主治虚劳有干血，方中在大队破血化瘀药物中，配用杏仁也意在润肠通便，以冀其大便畅通，胃浊得降，则脾运得健，新血化生。再如《外台》走马汤，用杏仁、巴豆二味，主治秽毒实寒阻塞肠胃所致的腹痛便结，内用杏仁也是取其润肠通便之功效。

4. 行水消肿，用于溢饮水肿

溢饮系肺气失宣，水饮内停，饮溢肌表而成。证见胸痞咳喘，肌肤浮肿，发热恶寒等。仲景用大青龙汤主治溢饮热化者，方中麻黄、桂枝宣肺散风，杏仁配麻黄宣肺行水，生姜祛饮，石膏泄热，甘草、大枣和中，共奏宣肺发汗、行水消肿、清泄郁热之功。《金匮要略·痰饮咳嗽病脉证并治》曰："水去呕止，其人形肿者，加杏仁主之。"用杏仁与茯苓、干姜、半夏等温化水饮之品合用，起到行水消肿作用。

5. 宽胸理气，用于胸痹气塞

胸痹病机多端，治法众多。仲景用茯苓杏仁甘草汤主治饮阻气滞型胸痹轻证。证见胸痹短气，胸中气塞，心悸恶心，舌苔薄白腻，舌质淡，脉弦细滑。方中茯苓化痰除饮，杏仁宽胸理气，甘草益气和中，三药同用，使饮去气顺，胸宽痹除。杏仁的理气作用，在"水气病篇"中也有述及："浮者为风，无水虚胀者，为气……宜杏子汤。"杏子汤虽无具体药物组成，但用主药杏仁理气无疑。笔者每用杏仁与疏肝理气药相配，治疗气滞型胸脘胀痛有捷效。

6. 生津润肺，用于肺燥津亏

杏仁性滋润，不但能润肠燥，更能润肺生津。文蛤汤主治肺胃津液亏损。病因邪热伤津所致。症见呕吐口干，渴欲饮水，舌苔薄黄，舌质红，脉紧。方中文蛤、石膏清热止渴，杏仁润肺生津止渴，麻黄宣肺散邪，生姜、大枣、甘草调和营卫并安中。诸药合用共奏发散祛邪、清热生津、润肺和胃之功。

7. 止咳平喘，用于咳嗽气喘

杏仁既能宣肺止咳，又能肃肺平喘，是调节肺之宣发与肃降的全能之品。治肺热咳喘，如厚朴麻黄汤、麻杏甘石汤等；治肺寒咳喘，如麻黄汤（《伤寒论》方）。其配伍

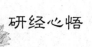

以麻黄为主。若寒痰者，合用细辛、干姜、半夏等；若热痰者，合用薏苡仁、石膏、黄芩、浙贝母等；燥热者合用沙参、麦冬、五味子等。

综上所述，杏仁有多种功能。根据不同的配伍，主治多种病证，病位涉及表里上下全身。杏仁的炮制以去皮去尖为宜。杏仁的使用剂量灵活变化，仲景多则70个，少则2个，目前一般以5～12g为宜，过量有毒，因杏仁中含有的苦杏仁甙经酶水解后产生氢氰酸能抑制呼吸中枢。借鉴《金匮要略》运用杏仁的方法，对临床很有指导意义。

〔中医研究，2005，18（9）：11。〕

《伤寒杂病论》用黄芩理血功用浅述

黄芩，性味苦寒，具有清热燥湿、泻火解毒的功效。现代临床常用于气分热盛之证，诸如肺热咳嗽、湿热泻痢、肝热黄疸、热淋尿涩、咽痛疮疡等。然仲景用黄芩，尚用于治疗血瘀或出血病证。张仲景在《伤寒论》《金匮要略》中，将黄芩予以不同配伍，发挥了多种理血作用。现将主要内容简约整理如下。

1. 化瘀理血

黄芩虽长于治疗气分热证，但也能入血分，活血化瘀。仲景每因血瘀的不同成因而相应的配伍，使用黄芩治疗各种血瘀病证。

（1）配虫类祛瘀生新

仲景大黄䗪虫丸主治五劳虚极之形体羸瘦、腹满不能饮食、肌肤甲错、两目黯黑。病因过劳伤气，瘀血内留而成"干血瘀"。仲景创祛瘀生新之法，超越以补治虚之常法。方中运用大队虫类破瘀药如䗪虫、虻虫、水蛭、蛴螬等，冀其瘀破血畅而新血得生，其中配用黄芩、大黄功不在清热通下，而取其入血化瘀之能。

（2）配柴胡透热化瘀

小柴胡汤主治病在少阳，功可和解半表半里之邪。然仲景扩展运用于妇女热入血室之病。本病乃妇女经期外感病邪，邪热内陷而月经中断，形成血室热盛血结之病机。方中柴胡透解邪热，黄芩入血分清热化瘀。二药相配，共奏透热化瘀之功。方中其他药物助柴胡扶正达邪，全方具有气血双治之效。

（3）配当归养血化瘀

妇女妊娠服当归散能"易产，胎无疾苦"，且"产后百病悉主之"。当归散中当归、白芍、川芎养血活血，白术健脾益气，黄芩入血化瘀，全方共奏养血化瘀、健脾益气之功。对血虚型孕妇能起到良好的养血活血作用。血盛脉畅，则胎儿营养良好而无"疾苦"，且能生产顺利。产后最常见之病为血虚挟瘀，故本方常能用之。

（4）配地黄凉血化瘀

三物黄芩汤"治妇人在草蓐，自发露得风，四肢苦烦热"。本证属"产后中风"范畴。系感邪后化热入里，陷于血分。方由黄芩、地黄、苦参组成。黄芩清热凉血化瘀；地黄凉血养阴；苦参清热燥湿并杀虫。全方共奏清热养阴、凉血化瘀、杀虫祛邪之功，用黄芩则血分瘀热得除。

（5）配黄连解毒化瘀

狐惑病是因人体正气不足，湿热虫毒内侵，瘀毒阻于局部而致咽喉、前后阴同时溃疡。仲景用甘草泻心汤治之。

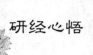

方中生甘草扶正解毒；黄连燥湿解毒；黄芩既清热燥湿，又入血分化瘀，与黄连同起解毒化瘀作用；干姜、半夏辛燥化湿；人参、大枣助甘草扶正和胃。全方合用，共奏清热燥湿、解毒化瘀之功。

（6）配鳖甲散结化瘀

鳖甲煎丸主治疟母。疟母系有形积块，乃疟疾迁延过久，反复发作，致使正气渐衰，疟邪假血成瘀，结成积块，居于胁下而成。因其病机复杂，故鳖甲煎丸药味众多，药理复杂，为寒热并用、攻补兼施、行气化瘀、散积化痰之剂。其中鳖甲散结退热，黄芩入血分清血化瘀，二者共奏散结化瘀、退热祛邪之效。

（7）配桂枝温阳化瘀

侯氏黑散主治"大风四肢烦重，心中恶寒不足者"。本证系风邪直中脏腑，邪在心脾，形成风邪阻络、阳虚血瘀之病理，属外感中风之一种。方中当归、川芎养血活血；白术、茯苓、人参、干姜补脾益气；防风、菊花、细辛祛风散邪；矾石、桔梗、牡蛎化痰降逆；桂枝温阳通脉，黄芩入血化瘀，桂枝配黄芩功在温阳化瘀。全方共奏温阳化瘀、祛风化痰、益气养血之效。

（8）配黄芪益气化瘀

《千金》三黄汤治"中风手足拘急，百节疼痛，烦热心乱，恶寒，经日不欲饮食"。本证乃风从外入，耗伤卫气，形成风恋血滞，阻于经脉之病理。三黄汤用麻黄、独活、细辛祛风通络，黄芪益气强卫，黄芩入脉化瘀，黄芩与黄芪相合具有益气化瘀之功能。全方共奏祛风舒筋、益气化瘀之效。

2. 止血理血

黄芩的止血作用可以通过不同的配伍，治疗各种寒热虚实引起的出血病证。

（1）配附子温阳止血

黄土汤治虚寒便血和吐血衄血。其病因多由脾气虚寒，统摄无权而血溢脉外所致。方中灶心黄土温中涩肠止血，附子、白术温阳健脾以摄血，地黄、阿胶养血止血，甘草甘温和中，黄芩与附子相配，其寒性被附子温性中和，而其止血作用仍存，共奏温阳止血之功。

（2）配大黄泻火止血

泻心汤治心火亢盛之吐血、衄血。其病机为心火亢盛、迫血妄行于上而见心烦不安、吐血、衄血。泻心汤用大黄、黄连、黄芩苦寒清泄，直折其热，使火降则血自止。故此证用黄芩与大黄相配，直达血分，起到凉血泻火止血的作用。

（3）配升麻解毒止血

麻黄升麻汤主治上热下寒、正虚阳郁的咽喉不利，唾脓血，泄泻下利。唾脓血，系热犯于肺系、咽喉不利、肺络损伤所致。麻黄升麻汤制方以发越郁阳、清上温下为治法，其中黄芩与升麻相配，起到清热解毒、凉血止血的功效，而非单纯清解肺之气分郁热。

（4）配王不留行收敛止血

因金属器械所伤的金疮出血，仲景用王不留行散外敷或内服。本方主要功用在于恢复经脉肌肤的断伤，使营卫通行无阻，属收敛止血类方药。方中王不留行与黄芩相配，功在收敛止血，并无虚实、寒热之分。而其他药物的合用，

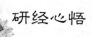

也重在增强止血之效。妇女产后无寒热虚实明显表现的恶露不净者也可服之，故仲景谓本方"产后亦可服"。

综上所述，黄芩能入血分理血，治疗各种血瘀和出血病证。仲景将其不同的药物配伍，而起到不同的化瘀和止血效果。现代研究认为，黄芩含黄芩苷、黄芩黄素、汉黄芩苷、汉黄芩素和黄芩新素等。除对各种致病菌有抑制作用外，黄芩还具有解热、镇静、降压、利胆、利尿、降低毛细血管通透性、改善血黏度的作用，后二者可能是黄芩具备化瘀和止血双重作用的现代药理基础。

在临床使用时，热证理血宜用生黄芩，虚寒证理血宜用炒黄芩或黄芩炭，使用剂量以病情需要为准，而不受寒证量宜少，热证量大的限制，一般在 3g ~ 15g 之间选用。

〔时珍国医国药，2005，16（11）：1148。〕

张仲景运用白术之特点

白术，性味苦、甘，温，归脾、胃经。现代中医临床公认其具有补脾益气，燥湿利水，固表止汗之功效。张仲景在《伤寒论》《金匮要略》的多首方剂中使用了白术，其特色是运用了白术的相反性能。即针对不同的病因病机，予以相应的不同配伍，发挥白术升与降、浮与沉、补与消等相反属性的治疗功效。本文拟就有关内容整理论述如下。

1. 仲景运用白术的五大相反性能

中药的性能主要包含性味、归经、作用趋向（升降浮沉）、补泻等内容。大多数中药仅有性能的同一性而不具备相反性。仲景对白术的运用体现出 5 种相反性能。

（1）升散发表与渗下利尿

白术苦温，具有发汗除湿功效，主治肌表寒湿证，其使用每与麻黄配伍。如《金匮要略》麻黄加术汤治"湿家身烦疼"，以"发其汗为宜"。方中麻黄汤发散风寒，白术发表除湿，以微微汗出而解，此性能以升、散为作用趋向。与此相反，仲景制五苓散治太阳蓄水证，症见"渴而口燥，烦，小便不利"（《伤寒论》161 条），病由邪入膀胱，膀胱气化失司，水气内停所致。方中桂枝通阳化气行水，并外散肌表之邪；白术配猪苓、茯苓、泽泻，利尿燥湿，导水下行。共奏化气行水、表里同治之功。此白术的功能特点是主降趋下。再有桂枝去桂加茯苓白术汤、茯苓泽泻汤、泽泻汤等均属此类。

（2）生津通便与燥湿止泻

白术具有生津润燥和燥湿健脾的相反属性。前者可用于津亏致燥的便秘、口干等症；后者可治疗脾虚湿盛的腹泻便溏。如《金匮要略》"风湿相搏，身体疼烦，不能自转侧……若大便坚，小便自利者，去桂加白术汤主之"。此因风湿之邪痹阻肌表肢节，津液受损，故去桂枝辛温伤津。加用白术，既用附子配白术祛肌表风湿，又取白术生津润燥，以润肠通便。又如《金匮要略·水气病脉证并治》曰："里水者……假如小便自利，此亡津液，故令渴也。越婢加术汤之。"方用越婢汤发汗行水，兼清内热，加白术生津止渴。再有《伤寒论》385 条理中丸方后加减曰："渴欲得水者，加术，足前成四两半"，重用白术意在健脾生津。笔者对一些习惯性便秘患者，累用滋阴润肠不应时，运用验方生白术 60g，生地 30g，升麻 5g 投之，每能获得良效，究其原理，是取生白术生津润肠、动而不守之功。白术的燥湿止泻功能已为医家所公认，且以炒白术为宜。仲景理中丸治太阴病腹泻，桂枝人参汤治脾胃虚寒挟表热而下利，麻黄升麻汤治唾脓血、泄利等，均取其燥湿止泻之功能。

（3）导滞除满与健脾除胀

气滞水阻致满与脾虚气弱致胀是两类虚实不同、属性相反的证候，然其临床表现每有脘腹胀满的类似症状。白术的药理特性随着不同的配伍而发挥消与补的相反功效。《金匮要略·水气病脉证并治》曰："心下坚，大如盘，边如旋盘，水饮所作，枳术汤主之。"此胀满因气滞水阻、痞结胃脘所致。方用白术配枳实，以白术燥湿导滞，枳实行气散结，共奏行气燥湿、导滞除满之功。《金匮要略·胸痹心痛短气病脉证治》人参汤治"胸痹心中痞，留气结在胸，胸满，胁下逆抢心"。此由心脾气虚，因虚致滞，结于胸胁，而成胸脘胀满痞塞之证。方中白术与人参相配，取其益气健脾之功，再有甘草、干姜辛甘合阳。诸药合用共奏温振心阳、益气健脾、消胀除痞之效，是为"塞因塞用"之法。

（4）苦温发汗与甘温敛汗

白术苦温发汗功能已如上述，诸如麻黄加术汤、越婢加术汤等。白术的甘温敛汗作用首见于防己黄芪汤（《金匮要略·痉湿暍病脉证治》）。本方主治表虚风湿证所致的身重、汗出、恶风，用黄芪配白术、甘草益气固表、健脾调中，防己利水泄湿，配姜、枣以调和营卫，使气强卫固、脾健湿祛，则自汗得愈。再有甘草附子汤治骨节疼痛，"汗出短气"，病因风湿阻滞肌表、阳气虚弱失固所致。方用附子配白术、甘草温补人体阳气而固表止汗，用桂枝配白术温散肌表之风湿，使邪祛而正安。此方集白术散敛、攻补之相反功效于一方，非不谙此道者不能为之。故后世制玉屏风散治表虚自汗且易外感者，方用黄芪配白术益气固表止汗，用防风配白术祛肌表风湿，实渊源于此。笔者对气虚外感偏寒患者，每选用白术与疏风散寒或祛风燥湿类解表药相配，取其能散能敛之功，补气而不助邪，解表而不泄气，是一味值得推崇的良药。

（5）燥湿降逆与补气升清

白术发挥燥湿利水作用时多表现为下降的特性，在祛除水湿同时，消除气机上逆症状。如《伤寒论》67条苓桂术甘汤治"心下逆满，气上冲胸"，病因脾虚水停气机上逆所致。方中白术配桂枝健脾行水、降逆下气，茯苓配甘草益气利水，共奏健脾行水、降逆下气之功。再有五苓散治水逆，病属水停胃逆而呕吐不止，用白术配桂枝而获行水降逆之效。真武汤治少阴病之"头眩、身瞤动，振振欲擗地"，病因于过汗后阳气虚衰，上不能升清于脑而眩晕欲仆，内不能温运水津而成水泛之变。方中白术配附子温补阳气、升清于脑，生姜、茯苓、白芍利水化饮而除水泛，合成升清降浊、标本兼治之方。此方中白术重在益气升清，是运用白术能升能降双重功效的代表方。

2. 白术相反性能的作用原理

仲景对白术相反性能的运用揭示了白术的多重治疗作用。自仲景以降，历代医家对此多有认识。《医学启源》谓白术"除湿益燥，和中益气。其用有九：温中，一也；去脾胃中湿，二也……生津液……止渴"，《别录》谓其主"风眩头痛……消痰水，逐皮间风水结肿"，《珍珠囊》曰白术"除湿益气，和中补阳，消痰逐水，生津止渴，止泻痢……"，《本草纲目》谓白术能治"逆气里急，脐腹痛"。这些医家对白术的认识已显现白术的多元相反性能，如既

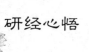

除湿利水又生津止渴，既温中益气又消削痰水，既平逆降气又益气升阳等。

形成白术的相反性能之原因有如下几点：一是其性味因素，白术集苦、甘于一体，既有苦泻、苦燥一面，又有甘益、甘润之功。二是其归经因素，白术归脾、胃经，脾主运化、升清，胃主受纳、降浊，二者一升一降，相反相成。叶天士曾谓白术属太阴脾药，不宜用于阳明胃腑，验于临床有失偏颇，但也反证白术的特殊功能。三是其功效因素，白术有多种功效，广泛应用于脾虚食少、腹胀泄泻、水肿痹痛、寒湿外侵、痰阻眩晕、表虚自汗等多种病证。现代药理研究证实，白术含有苍术酮、苍术醇、苍术醚、杜松脑、白术内酯、果糖、菊糖、白术多糖、丝氨酸、谷氨酸等多种化学成分，具有增强机体免疫功能、抗肝损伤、促进胆汁分泌、促进肠胃分泌、利尿、抗氧化、抗凝血、抗菌等药理作用。白术相反性能的存在，符合阴阳学说的有关法则。《素问·至真要大论》认为："辛甘发散为阳，酸苦涌泄为阴。"阴阳的划分不是一成不变，而是阴中有阳，阳中有阴，这也就成为白术具有多种相反性能的理论基础。

3.临床运用

张某，男，39 岁。2006 年 12 月 3 日初诊。

主诉：反复眩晕头痛 2 个月。

现病史：患者 2 个月前因疲劳出现眩晕头痛，并进行性加重，眩晕头痛以静卧后消失，起床和久坐后发作。经西医脑 CT、脑脊液检查后确诊为"低颅压综合症"。住院半月症状缓解出院。出院 1 周后症状复发，求诊于中医，予杞菊地黄丸加减治疗半月未效。

刻诊：眩晕头昏，轻微头痛，静卧后症状消失。伴有神疲乏力，面色不华，步履不稳，偶有恶心，口干不欲饮，四肢欠温，胃纳一般，大小便正常。舌质淡，舌苔薄白腻，脉沉细滑。

诊断：眩晕，证属湿阻阳陷、清窍失荣。

治法：升阳化湿，健脾荣脑。

方药：真武汤加减。

处方：淡附片（先煎）、枳壳、石菖蒲、天麻各 10g，白芍、白术、茯苓、白芷各 15g，干姜 3g，生黄芪、太子参各 30g。7 剂。水煎服，每日 1 剂，上下午各煎服 1 次。

二诊：药后眩晕头痛发作时间减少，已能静坐或活动 2 ~ 3 小时不发作，余证亦减。予原方续进 7 剂而眩晕头痛消失，唯大便 3 日未解，予验方生白术 60g、生地黄 30g、升麻 5g，3 剂后大便正常。随访半年未发。

按：本案因疲劳耗伤脾肾阳气，水湿内停，进而阳陷不能荣脑而病眩晕头痛。方中真武汤加黄芪、太子参补阳举陷化湿，枳壳、白芷、石菖蒲、天麻开窍荣脑，共奏升阳化湿、健脾荣脑之功。其中白术发挥补气升清与燥湿降逆双重功效。后阳升湿祛而肠道津液不足，出现便秘症状，重用白术与生地相伍以生津润肠，配升麻升清降浊而大便顺畅。

4. 结语

运用白术多种相反性能是仲景使用白术的一大特色。白术具有多种相反性能的原理在于白术自身性味归经的特殊性和治疗配伍的多元性。研究白术的相反性能，对挖掘白术的治疗功能很有指导意义。

〔浙江中医杂志，2007，42（11）：664-665。

合作者应武江、应毅。〕

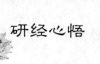

《伤寒杂病论》麻黄通阳功能探析

麻黄，性味辛、苦、温，是一味发汗解表、宣肺平喘的常用肺经专药。张仲景在《伤寒杂病论》中，不但常用麻黄治风寒表实和肺逆喘咳之证，而且广泛使用于脏腑阳气郁滞所致的各类病证，发挥其通阳功能。脏腑阳气郁滞的病因有外邪、情志、痰浊、瘀血、饮食、劳倦等多种。麻黄能辛温通阳，苦温燥湿，通阳兼能温阳，与桂枝类同；导滞且能燥湿，与枳实相似，特别适宜于寒湿痰浊之邪内阻之证。其作用部位可达表里上下、五脏六腑，是一类既有异于附子温阳，又不同鹿茸补阳，更有别于柴胡疏肝达阳的通达阳气之品。现将就张仲景运用麻黄通阳功能治疗五脏阳郁病证作一研讨。

1. 通心阳，治心悸

心脏位居上焦胸部，心阳主温行血脉。若寒湿水饮之邪阻滞心阳而不达，则血脉运行不畅而现心悸胸满之变。张仲景在《金匮要略·惊悸吐衄下血胸满瘀血病脉证治》篇创制半夏麻黄丸治"心下悸"，其兼有症状可见形寒肢冷、眩晕身重、呕恶气促、舌苔白腻、舌质淡、脉弦迟等。方中麻黄通阳以燥水湿，半夏降逆以蠲水饮，共奏通阳散寒、燥湿行饮之功。《伤寒论》301条用麻黄附子细辛汤治"少阴病，始得之，反发热，脉沉"，乃系外感风邪、内有心阳不振所致。麻黄既散表寒，又通心阳，配细辛助之，合附子温振心阳，三药相合，于温阳中促进解表，于解表中求得通阳，使得表解阳通而心悸得除。现代临床常将本方扩展运用于病态窦房结综合征之心阳郁滞所致心动过缓者。亦佐证李时珍《本草纲目》谓麻黄有"调血脉，去营中寒邪"之功能。现代药理研究揭示麻黄中含有的麻黄碱，有拟肾上腺素的作用，能直接或间接兴奋肾上腺素能神经受体，兴奋心肌细胞受体，对心脏具有很强的收缩作用。有医家治患者朱某，女，55岁，农民。2000年5月10日初诊。患者心悸、气短、头晕、乏力3年余，加重半月。现症状胸闷、纳差、失眠，心电图示窦性心动过缓，心率44次/分钟，曾昏厥2次，伴畏寒怕冷、面色㿠白、脉沉细无力、舌质淡、苔薄白。诊断为心悸，辨证为寒凝心阳，阳失温通。方用麻黄附子细辛汤合桂枝甘草汤加味，以温通心阳、散寒通络，服用10剂，患者心悸胸闷缓解，心率64次/分钟。后以本方加减调理善后。

2. 通脾阳，治聚证

脾主运化水谷。若饮食所伤，或情志失调，易致脾失运化而产生湿、痰、饮等病理产物。《金匮要略·水气病脉证并治》所谓"气分，心下坚，大如盘，边如旋杯，水饮所作，桂枝去芍药加麻辛附子汤主之"，即是运用麻黄的通达脾阳功能治疗水饮阻脾导致的聚证。该证可伴见手足逆冷、腹满肠鸣、畏寒身冷、骨节疼痛、四肢麻木、舌淡、苔白腻、脉沉迟等症状。方中麻黄温通脾阳、燥湿散寒，桂、姜、附温振脾阳，细辛温阳化气，大枣、甘草调和脾胃，共奏通阳散寒、利饮导滞、温脾散聚之功。现代药理研究揭示麻黄含有挥发油，有一定的祛痰散结的作用。笔者曾治一成年女性患者，患慢性胃炎数年。患者自觉胃脘痞满，剑突至脐部时有气块攻撑，摸之有形，触之能散，伴有嗳气则舒、饮水则甚、便后胃胀得减、四肢厥而不温，舌苔白腻，舌质淡，脉细滑。前医曾用柴胡疏肝散、五磨饮子等不效，辨证为脾运失健、水饮内停型聚证。治拟通

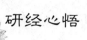

阳健脾、化饮散聚。予温胆汤加香附、苏梗、麻黄、桂枝等，7剂后症状减轻，再服半月而愈。

3. 通肝阳，治黄疸

肝主疏泄，调畅气机，肝胆相连，胆汁乃肝之余气，外邪伤肝易致肝阳郁结，导致胆汁外溢而成黄疸。《伤寒论》262条用麻黄连轺赤小豆汤治"伤寒，瘀热在里，身必黄"。本方证是由于伤寒表邪内传于肝，肝脏阳气郁滞，郁而酿湿化热，肝胆疏泄功能失常，胆汁外溢而成黄疸。方中麻黄、杏仁、生姜以辛温宣通阳气而祛外邪，连轺、赤小豆、生梓白皮苦寒清热除湿以退黄，炙甘草、大枣甘平和中，共奏通阳疏肝祛邪、清热利湿退黄之功。现代药理研究揭示麻黄中含有的麻黄素具有拟交感神经作用，使胆管壁表面的酶活性增强而起到利胆退黄作用。有医家运用本方治疗黄疸性肝炎。如治患者林某，男，50岁。患者先有发热2天，继则面目发黄、肢体软弱、口腻、厌食、尿黄、舌红、苔微腻、脉浮濡，肝功能化验示丙氨酸氨基转移酶和总胆红素明显升高，诊断为急性黄疸型肝炎，予麻黄连轺赤小豆汤加减治疗而黄疸消退，继以清热利湿调理而愈。

4. 通肾阳，治水肿

肾主水液，维持体内水液代谢的平衡。若肾阳不振，不能化气行水，则易致水肿。张仲景在《金匮要略·水气病脉证并治》创麻黄附子汤治水肿。其症状为全身性水肿、按之凹陷不起，兼有恶寒、四肢不温、小便不利或清白、舌质淡，舌苔白腻，脉沉细。方中麻黄发越肾中之阳、温散少阴之寒，从而使水之气化有序。附子温阳散寒，甘草调中补脾，共奏温通肾阳、化气行水之功。李时珍《本草纲目》谓麻黄有利水消肿之功。验之临床，麻黄不但用于风水，亦可用于阴水。现代药理研究提示麻黄中有多种成分具有利尿作用，以 D–伪麻黄碱作用最显著，其原理是扩张肾血管，使肾血流量增加，同时阻碍肾小管对钠离子重吸收而发挥利尿作用。《金匮杂病论治全书》记载运用本方治疗慢性肾炎有效。如治谭某，女，50余岁。患者初起眼睑浮肿，继即全身浮肿、按之凹陷、体重增加、食欲不振、大便软、小便少、脉沉小，素无心悸气促及两脚浮肿史，经实验室化验诊断为慢性肾炎急性发作，先予麻黄附子汤内服而水肿消退，自觉轻松舒适，后用五苓散及济生肾气丸等加减调理而愈。

5. 通肺阳，治喉痈

咽喉为肺之所系，属肺气所主。若外邪犯肺，肺气受阻，肺阳不达，既可引发肺脏之病，又易导致肺系之患。喉痈即属此类病症。《伤寒论》357条用麻黄升麻汤治"伤寒六七日，大下后，寸脉沉而迟，手足厥逆，下部脉不至，喉咽不利，唾脓血，泄利不止者"。此喉痈之病机，乃上热下寒、肺热肠寒。肺阳陷于里，郁而不伸，日久蕴热酿毒，肺络损伤而出现喉咽不利、唾脓血、寸脉沉而迟、下部脉不至；阳郁不达四末，故手足厥冷；肺阳不达大肠，肠腑虚寒而致腹泻。方中麻黄、桂枝通达肺阳，升麻解毒，当归和血，知母、黄芩、石膏清肺热，玉竹、麦冬保肺阴，生姜、甘草、白术、茯苓、白芍治泄利。诸药合用共奏发越郁阳、清上温下之功。再因肺主宣发，布卫于皮毛，肺中阳气郁滞则肺气不宣，卫气郁滞，郁而化热而有斑疹、疮肿之变。《外科全生集》创阳和汤治阴疽，内用麻黄意在宣通阳气、畅通气机，以利疮疖消散，此功能并非单纯解毒散结之品可比。现代临床常将本方扩展运用于肺

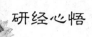

阳郁滞所致过敏性皮炎、肺结核、肺痈、疮疖等病症。现代药理研究显示，麻黄具有抗菌、抗病毒、抗过敏的药理作用。麻黄煎剂和麻黄挥发油对金黄色葡萄球菌、肺炎双球菌、伤寒杆菌、大肠杆菌等细菌有不同程度的抑制作用，麻黄碱又能抑制过敏介质组胺、白三烯的释放，麻黄水提物、醇提物能使溶血素明显减少，呈现抗补体作用。

综上所述，麻黄通阳功能有多种适应证，予以不同的配伍而显示不同的效应，凸显多元性和多靶点；且其药性轻灵流动，长于通透，有"四两拨千斤"之祛邪功效。但麻黄药性温燥而发散，对阴虚血亏、阳气不足者慎用；且不可重用久用，一般剂量以生用 6～10g 为宜。现代药理显示其所含麻黄碱毒性较强，过量可致中毒，出现中枢神经兴奋症状，还可产生依赖性，麻黄碱不能与咖啡因配伍应用。

〔浙江中医杂志，2015，50（1）：10-11。

合作者陈丹、鲍平波、洪妍。〕

张仲景运用黄连之特色

黄连为临床常用中药，《伤寒杂病论》中有 20 多条论述涉及黄连，并有以黄连命名的处方。仲景运用黄连组方遣药，独有特色，今总结如下。

1. 除痞不治痛

仲景创立五个泻心汤治疗各类心下痞，方中均有黄连。除小结胸汤证和黄连汤证疼痛病位不在胃脘外，凡其他配伍黄连的方剂都不治胃痛。究其原因，胃为多气多血之腑，黄连苦寒，易致胃络收引而加重胃痛。笔者体会，对慢性胃痛，或无胃痛的患者，常用黄连内服每致胃部不适或加重胃痛，胃镜检查往往会提示加重胃部糜烂、食道炎、胃十二指肠溃疡等。有实验研究显示，黄连在一定程度上可造成胃黏膜屏障功能的损害，说明仲景有选择地使用黄连治疗胃部病证有其深刻用意。

2.配伍重健脾

黄连擅长治疗胃肠疾病，其既有在清热燥湿方面功专力宏的特长，又有苦寒败胃的潜在弊端。除大黄黄连泻心汤苦寒直折治疗急性胃腑实热之外，张仲景少有单独使用苦寒之黄连。仲景精于配伍，使用黄连或与辛温之桂枝、附子、干姜相配伍，以寒温并用，兼顾温运脾机；或与甘温之人参、甘草相配伍，以清补合用，兼顾健脾扶正；或与辛温之半夏相配以开泄同用，兼顾醒脾和胃。半夏泻心汤、黄连汤、附子泻心汤、生姜泻心汤、甘草泻心汤、乌梅丸等均体现出了这些法度，以求清热燥湿同时使脾胃升降、运纳、出入复常，避免黄连之伤胃。

3.治泻常首选

泄泻病因多端，仲景注重湿热致泻，诸如太阳阳明合病之葛根芩连汤，脾虚湿热之生姜泻心汤、甘草泻心汤，厥阴寒热错杂之乌梅丸，湿热痢疾之白头翁汤均选用黄连清热燥湿，这与其既清热泻火，又燥湿坚阴的双重功能相关。《神农本草经百种录》曰："凡药能祛湿者必增热，能除热者必不能祛湿，惟黄连能以苦燥湿，以寒除热，一举两得，莫神于此。"黄连治泻的应用之广，还在于仲景针对泄泻复合病机而予多种灵活的配伍。诸如表热内迫阳明者，配葛根解表升清，清热燥湿；脾阳不振兼夹湿热者，配附子、桂枝以温阳运脾，清热燥湿；脾虚郁热久泻者，配乌

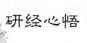

梅酸敛苦泄；湿热灼伤肠络者，配白头翁凉血宁络，清热燥湿等。

4. 清心交心肾

黄连阿胶汤治疗的失眠乃邪伤肾阴、心火上炎所致。方中以黄连四两配黄芩清泻心火，阿胶、鸡子黄、芍药滋阴养肾，共奏清心安神、交通心肾之功。盖因少阴心肾，心主火在上，肾主水在下，肾水上升，心火下降，水火相济则寤寐正常。若肾阴耗伤于下，则心火亢盛于上，水火失济则成失眠之证。仲景用黄连为主治疗本证，其特点有二：一是重剂量配伍黄芩以苦寒直折、泻火安神，为清心脏之火治失眠开启法度；二是配用滋养肾阴之品，开育阴降火、交通心肾治失眠之先河。后世引申出引火归原、交通心肾之交泰丸治失眠，由滋养肾阴、交通心肾发展为用黄连配肉桂以清心温肾，交通心肾。

5. 解毒佐辛散

仲景将黄连列为泻火解毒主药，对急性火毒者，以苦寒直折为法，如大黄黄连泻心汤。对慢性热毒者，主张在黄连清热解毒同时，佐以辛温发散之品，如甘草泻心汤治狐惑病。慢性热毒，沉积已深，若苦寒直折，每致冰结热伏，欲速不达，从而使热毒伏结难解。故仲景佐用干姜辛温发散以使热与毒分离，促进热毒解散。笔者体会，目前临床中一些顽固性疖肿、慢性淋巴结肿痛、重症痤疮等，加用辛温发散之品，每能增强疗效。

6. 剂量有规律

仲景用药十分重视剂量，综观其对黄连的剂量运用，规律是清心安神重剂量（四两），清热止泻中剂量（三两），泻心除痞小剂量（一两）。火热盛于上焦心脏，胃气尚旺，大剂苦寒无妨胃气；湿热伤胃，胃气已亏，宜以轻剂投之，以免再伤胃气；湿热蕴肠，病位在下焦，但肠胃相连，重剂恐伤胃气，轻剂又虑不达病所，故中剂量。

〔浙江中医杂志，2018，53（7）：531。

合作者沈秀伟、王扬帆。〕

经方组合及药对应用经验举隅

王晖，宁波市中医院主任医师，第三批全国老中医药专家学术经验继承工作指导老师。王晖主任医师精研经典，勤求古训，详慎组方，灵活用药，经方新用，药少功专。王老师认为，临证如临阵，用药如用兵，单一药味，或阴或阳，或柔或刚，或开或合，或张或弛，变化无穷，各有所归，当熟知药性，明辨证候，变药为对，裁对为方。现将其经方组合及药对应用经验举隅介绍如下。

1. 捭阖阴阳治不寐

《鬼谷子·合纵连横·捭阖第一》云："捭阖者，天地之道。捭阖者，以变动阴阳。四时开闭，以化万物纵横。反出、反复、反忤必由此矣。"人之寤寐，心神之所系，营卫阴阳周而往复、各行其道是保证心神调节寤寐的基础。不寐之证，病因虽繁多，但总属阳不交阴之证也。

现代人生活节奏较快，活动减少，心理压力较大，易于情志致病，其中不寐以火、郁之证尤甚。王老师将酸枣仁汤、甘麦大枣汤化裁，得出一首效方，名曰"酸甘宁心汤"。全方六味，味酸甘，性凉寒，酸枣仁、小麦、甘草为君，麦冬、百合、龙齿为臣，酸甘化阴，交合阴阳，名由

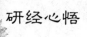

此得。王老师运用此方随症化裁，若兼六郁未伤津者，拟合越鞠丸（香附、苍术、川芎、神曲、栀子）；若郁火明显耗气伤津者，拟合五花汤（玫瑰花、绿萼梅、合欢花、佛手花、厚朴花），并在酸甘宁心汤基础上加半夏配夏枯草，二者相配，苦辛并用，寒温互济，阴阳相交。应掉阖阴阳之论，疗效显著。

病案举隅：

患者，女，45 岁。2012 年 8 月 15 日初诊。

患者 3 年前无明显诱因出现不易入睡，多梦易醒，醒后难寐，令其焦躁难耐，曾服用镇静安神药物（具体用药不详），未见明显改善。刻诊：心烦不寐，胸闷脘痞，情绪波动尤甚，伴神疲乏力，口苦咽干，月经先期，经前乳胀，经来量少，时有腰酸，胃纳尚可，大便秘结，小便尚调，面部色素沉着，两颧尤甚，舌质暗红、苔薄黄，舌下静脉紫黯，脉沉细弦。中医诊断：不寐。证属心肝阴虚，气郁不达。治宜柔肝宁心，疏气达郁。方用酸甘宁心汤合越鞠丸加味。药用：酸枣仁 20g，小麦 30g，龙齿 30g（先煎），茯苓 15g，麦冬 15g，百合 30g，川芎 12g，苍术 15g，香附 10g，焦栀子 12g，神曲 10g，生地黄 30g，夏枯草 20g，法半夏 12g。水煎服，7 剂。8 月 22 日二诊：服用上方后，口苦咽干、胸闷脘痞明显好转，夜稍能入睡，神疲乏力、大便秘结依然。舌脉同前。辨证无误，治法得当。原方加柏子仁 20g，继服 7 剂。8 月 29 日三诊：患者夜能入睡，诸症转安。

2. 合纵连横治眩晕

《三十六计·第二十三计》云："形禁势格，利从近取，害以远隔。上火下泽。"远交近攻，凡利于病、合七情者，药性寒热可交，药理相悖可交，归经不同亦可交。眩晕在

《内经》中称之为"眩冒"，病在清窍，病因繁多，但不外虚实两端。在此以痰浊中阻之证为例。

现代人形逸心劳，饮食无节，过食肥甘，损伤脾胃，以致水湿内停，积聚生痰，痰阻中焦，清阳不升，浊阴不降，易发眩晕。王老师针对此特点，将清震汤、温胆汤、半夏白术天麻汤化裁，得出一首效方，名曰"眩晕汤"。全方以性平之苍术、荷叶、升麻为君，半夏、竹茹、白术为臣，佐以牡蛎、桂枝、茯苓、猪苓、泽泻、车前子。方中荷叶轻清向上，鼓舞脾胃清阳之气上行，牡蛎质重沉坠，潜泄肝胆浊阴之气下达，二者相配，一升一降，合纵而成，具有升清降浊之功；白术守而不走，苍术走而不守，一补一散，连横而作，中焦得健，水湿得化；半夏性温偏热，竹茹性凉偏寒，一热一寒，具有健脾燥湿之效。据此诸药合用，脾气得运，水湿可化。

病案举隅：

患者，女，52岁。2012年8月1日初诊。

患者半个月前无明显诱因出现眩晕，头重昏蒙，耳鸣而塞，苦不堪言。曾至宁波市多家医院就诊，予以活血通络、营养神经等中西药物（具体用药不详）治疗，未见明显改善。刻诊：头晕昏重，耳鸣而塞，目干涩模糊，胸闷如压，口苦无味，纳差恶心，大便干结，小便尚调，夜卧多寐，体型肥胖，眼睑虚浮，舌淡胖，苔白腻，脉滑。中医诊断：眩晕。证属暑热夹湿，上蒙清窍，清阳不升，浊阴不降。治宜清暑益气，健脾化湿，升清降浊。方用眩晕汤加减。药用：苍术20g，荷叶30g，升麻6g，法半夏15g，竹茹15g，白术15g，牡蛎30g（先煎），黄连7g，茯苓15g，猪苓12g，泽泻10g，车前子30g（包煎）。水煎服，7剂。8月8日二诊：服用上方后，诸症稍减。药已中的，

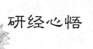

以原方加减，继进 14 剂，诸症悉罢。

3. 以逸待劳治劳淋

《三十六计·第四计》云："因敌之势，不以战；损刚益柔。"《孙子兵法·虚实》亦云："善攻者，敌不知其所守；善守者，敌不知其所攻。"兵书论敌，此为论势，以逸待劳，以枢应环，蛰伏实备，待釜底抽薪之日。淋证成因有内外之分，病性有虚实之别，应细分六淋，明辨主次。劳淋之为病，脾肾久亏，耗伤正气，损及多脏。临床多见肾水下亏不能上承于心，心阳内亢而反下趋于肾，即坎离不交之证也。若单以补脾益肾，恐相火妄动，反亏肾阴。《庄子·齐物论》云："枢，始得其环中，以应无穷。"因此，王老师另辟蹊径，将小柴胡汤化裁，得出一首效方，名曰"消淋散"。方以柴胡、黄芩为君，半夏、人参为臣，佐以桑螵蛸、益智仁、龙骨、牡蛎、车前子、生姜、大枣，使以甘草。方可和解中精之腑，通利中渎之腑，以达择地待敌，损刚益柔之效。其中益智仁温肾缩尿，车前子渗湿利尿，二药伍用，脾肾双补，开阖有度；龙骨功专平肝潜阳，牡蛎功擅敛阴潜阳，二药伍用，益阴潜阳，收敛固涩。若劳淋伴心火亢盛，下移小肠，膀胱湿热者，选方消淋散合导赤散，并加连翘、赤小豆、白茅根等清热利湿之品；若伴肝肾阴虚者，选方消淋散加二至丸等滋肝益肾之品；若伴肾气不固者，选方消淋散加山药、覆盆子、金樱子等益肾固涩之品。

病案举隅：

患者，女，42 岁。2012 年 8 月 29 日初诊。

患者 5 年前无明显诱因出现尿频尿急，淋沥刺痛，痛苦不堪。曾辗转宁波市多家医院就诊，予以消炎利尿药物

（具体用药不详）治疗，未见明显改善。刻诊：尿频尿急，夜间尤甚，短则半小时，长则 1～2 小时，尿痛不甚，遇劳即发，房事后加剧，伴腰酸乏力、头晕目涩、口苦无味，月经先期 3 个月，色淡量少，胃纳一般，大便偏干，夜寐不安，面色暗淡，舌暗淡，苔薄白，脉细数。辅助检查示泌尿系统正常。中医诊断：劳淋。证属湿热留恋，脾肾两虚，少阳枢机不利，膀胱气化无权。治宜和解少阳，清利三焦。方用消淋散加减。药用：柴胡 10g，姜半夏 10g，太子参 20g，生甘草 6g，黄芩 12g，桑螵蛸 15g，益智仁 30g，龙骨 30g（先煎），牡蛎 30g（先煎），酸枣仁 30g，生姜 3 片，大枣 6 枚。水煎服，7 剂。9 月 5 日二诊：服药 5 剂，适逢经期，症状无进退，胃无不适，尿无力量少，舌脉同前。考虑患者病程较长，辨证无误，当守方继服，徐图缓求，细水长流。原方改生龙骨、生牡蛎为煅龙骨、煅牡蛎，加覆盆子 30g、山药 30g，继服 7 剂。9 月 12 日三诊：服用上方后，小便次数减少，夜能入睡，诸症悉减，为少阳得和，肾气渐充，顽疾趋愈之象，以原方加减，继进 14 剂，诸症悉罢。随访 1 个月，诸症均未见反复。

4. 小结

王老师认为，治病犹对垒，战不过攻守，法不过奇正，奇正之术，不竭如江海，无穷如天地。裁方组对犹似排兵布阵，一则熟识药性，精通药理，辨证施治，对症下药，知己知彼，百战不殆；二则兵者诡道也，奇流不止，若水无形，当圆机活法，不可守一方一药终也，然物有万殊，事有万变，万法归宗，不离阴阳五行、六经八纲。

〔中医杂志，2013，54（14）：1192-1193。
指导王晖，合作者陈霞波、杨立波、周开等。〕

方剂探析

浅述炙甘草汤之解表功用

炙甘草汤出自张仲景《伤寒论》177 条，主治"伤寒，脉结代，心动悸"。后世医家注重于本方的滋阴养血、温阳复脉功能，忽视了其中的散寒解表之功。现行高校统编教材《伤寒论选读》亦持该说，从而把一首以补益阴阳为主，散寒解表为辅的攻补兼施类方剂，理解成单纯的补益剂。本着恢复仲景原意，更好地运用于临床之目的，特将该方中的散寒解表功能浅述于下。

1.炙甘草汤主治证之病机

太阳与少阴互为表里，太阳表邪容易直伤少阴。炙甘草汤主治病证属太阳风寒表邪内伤少阴心脏。心阴不足，则心失所养，故心动悸；心阳不振，鼓动无力，故脉结代。然其时并非正伤而邪净，实乃表邪仍存。仲景在该条句首冠以"伤寒"，既未言其传变，也未言其表解，赵开美复刻宋本、成无己本、桂林本均将该条载入"太阳病篇"，结合其他类似条文的叙述特点，表明此"伤寒"仍为太阳表证。历代医家亦有相同见解者，如《医宗金鉴》曰该条乃"伤寒之表未罢"，《医门法律》曰："炙甘草汤，仲景伤寒门，治邪少虚多，脉结代之圣方也。"再从临床来看，诸如病毒性心肌炎、风湿性心脏病等常见病，多数表现为外感表证与心悸胸闷、心律失常之里虚证同时存在。这些，均说明炙甘草汤证的病机为正虚夹邪，即心之阴阳受损，风寒表证未罢。

2. 生姜配桂枝之功用

炙甘草汤由炙甘草、人参、桂枝、生地黄、麦冬、麻仁、大枣、阿胶、生姜、清酒组成。持该方为纯补剂者，解释生姜配桂枝之功用为温通阳气，其实否也。《伤寒论》113方，用生姜者35方，其中与桂枝配伍同用者23方。其功用大致分为三端：一在治表，即辛温发表，如桂枝汤、小青龙汤；二在治胃，即温中健胃，如小建中汤；三在化饮，即祛饮降浊，如茯苓甘草汤。其用以治表为最，达17方。炙甘草汤证一无水饮内停，二不虚在中焦胃气，故后二者功用似可除外。《伤寒论》21条曰："太阳病，下之后，脉促，胸满者，桂枝去芍药汤主之。"胸满、脉促乃由太阳表证误下，损伤胸中阳气，外邪欲犯少阴胸中，因正气损伤尚轻，仍能抗邪使然，与炙甘草汤证病机类似。仲景以桂枝去芍药汤（桂枝、生姜、甘草、大枣）解表祛邪，以求邪去正安。而炙甘草汤证正气虚损较重，当以攻补兼施立法，在桂枝去芍药汤基础上加入滋阴温阳之品。据此，生姜配桂枝辛温解表是该方的方义所在。

3. 炙甘草功用及方名含义

炙甘草是仲景所列方剂中使用最多的药物。归纳甘草功用，具有攻与补相辅相成两方面功能。《本经》所言"坚筋骨，长肌肉，倍力"，《别录》所言"温中下气，烦满短

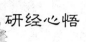

气，伤脏咳嗽，止渴"，是言其补益之功；《本经》所言
"主五脏六腑寒热邪气……金疮肿，解毒"，《药品化义》言
"甘草……主散表邪，消痈肿，利咽痛，解百药毒，除胃积
热"，即是言其攻邪之功。而其攻邪之部位，《汤液本草》
称之"可上可下，可内可外"。因而仲景所列解表剂，几乎
全部都使用了炙甘草，其用意并非在于调和中气，而是取
其解表之功。再如桂枝附子汤主治风湿表证，用甘草也意
在解表，正如成无己所谓："风在表者，散以桂枝甘草之辛
甘。"甘草之功能解表，不可否矣。

以炙甘草命名方剂，并非随意。若仅取其补气之功，
则人参、黄芪功胜一筹，何不以人参、黄芪命名？盖因炙
甘草不是单纯补益药，以补益心气，解表散寒双重功能的
炙甘草命名方剂，则能体现出本方的主治功能。方中炙甘
草、人参、桂枝、大枣温阳补气复脉，生地、麦冬、麻仁、
阿胶滋养心之阴血，生姜、桂枝、炙甘草能散寒解表，清
酒通脉。诸药合用，共奏滋阴养血，温阳复脉，散寒解表
之功能。

4. 临床运用

在明确炙甘草汤证病机及其功能的基础上，我们将能
更好地运用本方。虽然已有人提出炙甘草汤治疗心律失常
只宜于心阳不足或兼有表邪者，对阴虚、水结者应慎用。
笔者认为，要准确使用该方，尚值得注意的是炙甘草和生
姜的用量变化。若患者心之阴阳皆亏，兼有风寒表邪，按
目前临床对该方各药的常规用量，其中炙甘草可重用至
30g，以其既解表邪又益心气；若未兼表邪，应减炙甘草
用量，一般以 10～15g 为宜，不宜重用，不然反会耗伤正
气，加重阳虚，导致水肿。生姜的用量在兼有表邪时可用

至 10 ~ 15g，若无表邪，则不必使用，否则因其辛散而更耗阳气，因其温燥而再伤阴液。

5. 结语

本文着重讨论了炙甘草汤的兼有功能——解表散寒。该方的主治是少阴心之阴阳受损，太阳风寒表证未罢。方中的炙甘草、桂枝既有温阳补心作用，与生姜相配又具散寒解表功能。本方是一首具有补里虚与解表寒双重作用的攻补兼施类方剂。在临床运用时，若无表证，应去生姜不用，减炙甘草用量，以求最佳疗效。

〔四川中医，1990，8（8）：4-5。合作者唐云中。〕

小柴胡汤再认识

小柴胡汤是《伤寒论》少阳病的主要治疗方剂。自成无己《注解伤寒论》提出"邪在少阳，为半表半里"病位说后，小柴胡汤随之成为和解少阳半表半里的主方。笔者认为，和解少阳不能准确表达小柴胡汤之功能，而应将其理解为辛凉解表、生津和胃之扶正解表类方剂，主治少阳病表热证。现将就此问题讨论如下。

1. 少阳病表证的病理特点

仲景《伤寒论》将错综复杂的外感发热性疾病分为太阳、阳明、少阳、太阴、少阴、厥阴六大病种。六病中均有表证存在。王琦教授曾对此作过"太阳非仅主表，六病皆有表证"的专题论述，认为六病是对外感热病的分类，而不是表里证型的分类。但由于病邪的质、量、和体质的差异，六病的表证、里证各具有不同的病理特点。

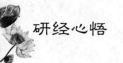
研经心悟

少阳病表证的病理特点是：在经、属热、伤正。即其病位在少阳经络，病邪性质是火热，病理状况是津亏胃逆。《伤寒论》264 条"少阳中风，两耳无所闻，目赤，胸中满而烦"，其中"目赤"提示火热上盛。265 条"伤寒，脉弦细，头痛发热者，属少阳"中"脉弦细"提示少阳表证津液耗损。99 条"伤寒四五日，身热恶风，颈项强，胁下满，手足温而渴者，小柴胡汤主之"，此较全面地记述了少阳表证的症状：颈项、胁下乃少阳经络循行之处，邪犯少阳经络，故颈项强、胁下满；经络属表，脏腑属里，邪在经络，故有身热恶风之表证症状；邪热伤津，故手足温而口渴。综观少阳病提纲"口苦、咽干、目眩"和少阳病全部病证，少阳病各病证的病理共性是热盛津亏，未有寒性病证，因而少阳表证仅有表热而无表寒。综合有关少阳表证的条文，本证的主要症状有：发热恶寒或往来寒热、胸胁苦满、心烦喜呕、口苦而干、项背强痛、目赤耳聋、头痛目眩、舌苔白、脉弦细或浮等。若其人但热不寒、大便干燥难解、舌苔黄燥，则属少阳里热证，即少阳腑证，属大柴胡汤证。

针对上述少阳病表证的病理特点，相应使用辛凉解表、生津和胃方剂，小柴胡汤即由此创立。

2. 小柴胡汤方义

小柴胡汤由柴胡、黄芩、人参、半夏、甘草、生姜、大枣组成。方中柴胡为主药，其性味苦、辛、微寒，具有发汗解表功能，属辛凉解表药。仲景在方中用柴胡达半斤之重，较一般柴胡类方剂用量大 2 倍左右，意在充分发挥柴胡辛凉解表的主导作用。黄芩虽常用于清泄气分里热，然本方配伍少量黄芩，功在协助柴胡透热出表，其作用在表不在里。《本草纲目》谓黄芩能"治风热头痛"，意即黄芩具有疏散风热表证功能。后世柴葛解肌汤（《伤寒六书》）、九味羌活汤（《此事难知》）等解表类方剂，均用有黄芩，主治外感表证，亦是取其透泄上焦表热之功能。因而柴胡配黄芩，并非表里同治，实为解表透热。且因柴胡善走少阳，最宜透解少阳表热。人参甘、平、微苦，具有补气和生津双重功能。本方用人参，与柴胡、黄芩性凉之品相合，重在发挥生津功能。其方后语曰："若渴，去半夏，加人参合前成四两半、瓜蒌根四两。"口渴是热盛伤津较重的表现，重用人参意在加强生津止渴的扶助正气之功。半夏、甘草、生姜、大枣降逆和胃。诸药合用，共奏辛凉解表、生津和胃之功用。230条所曰"上焦得通，津液得下，胃气因和，身濈然汗出而解"的小柴胡汤作用机理，正与上述方义相合。盖因上焦主外表，柴胡、黄芩辛凉解表以祛邪，邪祛则"上焦得通"；人参生津以资充胃津，故"津液得下"；半夏、生姜、甘草、大枣降逆和胃而"胃气因和"；全方扶正祛邪而走表，使邪从汗解，故"身濈然汗出而解"。

仲景在《伤寒论》中也明确记述了小柴胡汤的解表功能。如104条"伤寒十三日解，胸胁满而呕……先宜服小柴胡汤解外"，231条"外不解，病过十日，脉续浮者，与小柴胡汤"。明代张景岳亦曾谓小柴胡汤属散剂而非和剂，所谓散剂意即辛散外邪。临床上将本方用于外感表证确有疗效，如余国俊报道，江尔逊老中医善用小柴胡汤治虚人感冒，余氏运用江老经验，治疗此病16例，效若桴鼓，屡试屡验。

3. 再认识的意义

将小柴胡汤理解为辛凉解表、生津和胃之扶正解表类

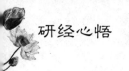

方剂，可以解决有关少阳病有争议的几个问题，并能更好地将本方运用于临床。

首先是可以摒弃少阳病半表半里病位说。少阳位于表里之间，是一个比较含糊的词，说明不了它的位置究竟在哪里。根据《伤寒论》148条所谓"半在里，半在外"，是指阳微结的证候有表证，复有里证而言，并不是在人体真正有一个半表半里的部位。小柴胡汤不立和解表里之半，亦就从方药角度再次否定了其半表半里病位的存在。

其二是能明确小柴胡汤中人参的功用。通常认为人参在方中起补气健脾的作用。亦有人认为："少阳之正虚只是邪之所凑其气必虚的体现，小柴胡汤的人参不在补而在于和，在于调节疏通。"笔者认为将人参在本方的功用明确为生津，既符合小柴胡汤证的病机，又为临床在使用小柴胡汤时每将人参易沙参、太子参、生地黄、麦冬、石斛等生津之品提供了依据，并可避免选用红参、黄芪等甘温补气以助火伤津。

其三是针对少阳表热的病机，在使用小柴胡汤时重用柴胡，以增强汗解功能，同时可选加菊花、升麻、薄荷等善于透解少阳表热的辛凉解表药，并应避免加用黄连、石膏等清泄气分里热药，以防引邪入里，导致少阳里热腑证或变生其他经病证。

〔四川中医，1994，12（7）：18-19。〕

四逆散主少阴病表热证

张仲景著《伤寒论》，创制四逆散主治"少阴病，四逆，其人或咳，或悸，或小便不利，或腹中痛，或泄利下重"。后世医家对其功效争议颇多。现代医家普遍认为四逆散的功效是疏肝解郁，主治肝失条达、气郁致厥证。但笔者认为四逆散的功能在于辛凉解表、祛邪达阳，主治少阴病表热证。试就有关问题论述如下，以就正于同道。

1. 四逆散主治证之病机

《伤寒论》中的太阳、阳明、少阳、太阴、少阴、厥阴六病，不是简单的表证、里证之分，而是每一病均有表证、里证存在，王琦曾对此提出"太阳非仅主表，六病皆有表证"的观点。太阳病表证主方有麻黄汤、桂枝汤；阳明病表证主方有栀子豉汤；少阳病表证主方有小柴胡汤；太阴病表证主方有桂枝人参汤；厥阴病表证主方有当归四逆汤；而少阴病表证的主方则是四逆散。

少阴病是以心肾阳气功能障碍为主要病理变化的一类病证，其阳气功能障碍包括阳衰阴盛和邪阻阳遏二大方面。前者属虚，病位在里，如四逆汤证之类。后者属实，病位在表，表寒者如麻黄附子细辛汤证、半夏散证；表热者即为四逆散证。

形成四逆散证的具体病机是其人素体阳气易于郁遏，复因邪热外侵肌表，阳气被邪阻遏，不得通达四肢肌表，故出现四肢厥冷不温之症状。如果肌表之邪影响肺卫失宣，则可伴有咳嗽；若阳气受遏致使心阳失运，则可伴有心悸；若阳气阻遏，影响肾之气化，则可伴有小便不利；若阳遏于内，腹部气机受阻，不通则痛，则可伴有腹中痛；邪自外入，协热而利，则可伴有泄利下重。如此邪犯肌表，阳气受遏之证，若仅疏通气机，则不足以祛除表邪；若仅辛凉疏表，则不能使阳气外达，故宜解表与达阳并进，四逆散则专为本法而设。

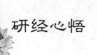

2. 四逆散方解

四逆散由柴胡、枳实、芍药、甘草组成，研成散剂白饮和服。方中柴胡辛凉散表，且能畅通阳之气机。枳实助柴胡内通阳气，外散表邪。枳实的解表作用还可以从仲景使用的其他方剂中得到佐证。例如枳实栀子豉汤主治外感病初愈复感外邪于表，其中枳实配豆豉功在透解肌表之邪热，故其方后语曰药后"覆令微似汗"。《本经》亦云枳实"主大风在皮肤中，如麻豆苦痒，除寒热结"，说明枳实有走表祛邪之功能。现代药理研究证实枳实具有强心、收缩血管的作用，其所含挥发油则有发汗解热作用。芍药敛营和表，不使柴胡辛散太过；甘草调和诸药；更用白饮和服，是取其生津助汗以促进汗解功能，与服桂枝汤后啜热粥取汗同理。诸药合用，共奏辛凉解表、祛邪达阳之功效。邪祛表和，阳气则达，则四逆自除。故《医宗金鉴》引汪虎注曰：四逆散乃"和表解肌、疏通气血"之剂。

3. 类证鉴别

综合《伤寒论》有关论述，结合临床类似病例，四逆散证的主要症状有：四肢肢端轻度逆冷，发热恶寒，胸脘胀闷，舌质淡红不燥，舌苔薄黄，脉沉略数。

因其无头痛脉紧、明显恶寒、舌苔白润，故不属风寒外束太阳表证之麻黄汤证。因其无脉浮紧、烦躁口渴欲饮，亦不属表寒里热之大青龙汤证。因四逆散证伴有表热症状，故与热盛阳明气分之白虎汤证、阳明腑实之大承气汤证之里热致厥不难鉴别。再有目前常用的银翘散，亦主风热表证。若风热表证伴有咽痛口干、脉浮数，且无胸脘胀闷、四肢厥冷等证，属仅有表热而无阳遏，用银翘散为宜；反之则可用四逆散，或在四逆散基础上加用银花、连翘、薄荷等辛凉解表之品，以增强疏散风热之功。

4. 验案举例

丁某，女，31岁。1994年11月23日初诊。

患者10天前与人口角后情绪不佳，复因受凉而出现发热恶寒，胸胁胀满，四肢不温，自服"速效感冒丸"2天症状无明显好转，求诊于中医，前医先予丹栀逍遥散加减3剂未效，复投银翘散加减2剂不应，遂来我处求诊。刻下：四肢厥冷不温，恶寒发热阵作，胸胁胀满不适，全身酸楚乏力，心烦急躁易怒，舌质淡红，舌苔薄黄，脉沉弦略数。体温37.8℃，血常规正常范围，肝功能、肝胆B超、心电图、X线胸片均无异常发现。辨证为少阴表热证。治拟辛凉解表，祛邪达阳。方用四逆散加味：柴胡15g，枳实10g，白芍12g，生甘草10g，薄荷10g（后下），金银花30g，竹茹10g，栀子10g。2剂。诸症消失而愈。

按：本患者因七情内伤，气机欠畅，复因感受外邪，热郁肌表，阳气受遏而不能外达四肢肌表。其辨证要点有二：一是四肢厥冷、胸胁胀满等阳气遏阻症状与恶寒发热肢体酸楚等外感症状同时存在；二是虽有外感表证但脉不浮，反呈沉弦略数，故宜从少阴病表热证论治。方中加用金银花、连翘以增强疏散表邪之功能，加用竹茹、栀子意在除烦清热，以除心烦急躁之兼证。前医不识本病，先用丹栀逍遥散欲解其七情内伤，不效后转而投银翘散以凉散表证，殊不知皆非所宜。

5. 结语

笔者认为将四逆散证解释为少阴病表热证，四逆散归属为辛凉解表剂，在理论上可以澄清二种争议：一是四逆

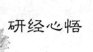

散所主治的厥证，属外感邪气致厥，而不属以内伤杂病为多见的肝郁气滞之气厥，从而提示医家治疗本证应着重于祛除外邪；二是条文所冠的"少阴病"系指少阴心肾阳气被表邪遏郁的病机而言，而非"少阳病"之错简。但对四逆散在临床各科的引申运用，则不应受到本文观点的限制。

〔四川中医，1996，14（12）：16-17。〕

阴阳的"三和"观与三和汤

三和汤是名老中医王晖主任医师的经验方，由玉屏风散、小柴胡汤、桂枝汤三方复合而成，用于治疗各类气机失调的内伤杂病。现就该方形成的理论基础、组方原理、临床运用探讨如下。

1. 理论基础

三和汤之"三和"寓意是三则方剂调和三脏气机，这是对传统阴阳学说的发展运用。传统的阴阳学说突出地论述了阴与阳两个对立方面，强调对立双方的平衡，立法注重调和阴阳，即"二和"。在阴与阳对立双方之间，存在着具有调和、融合作用的第三方——气机，即"三和"观。

（1）哲学阴阳的"三和"观

阴阳作为古代的哲学概念，在其形成之初，就用一分为三、合三为一的方法来解释世界。《老子·四十二章》曰"道生一，一生二，二生三，三生万物，万物负阴而抱阳，冲气以为和"，意为宇宙混沌之气的"一"，由一为二，由二为三，只有三方的相互作用，才会化生万物。《周易》创立"天地人"合三为一的"三才观"，其方法论也是一分为三。《春秋谷梁传·庄公三年》曰"独阳不生，独阴不生，

独天不生，三合然后生"，其中之"天"也意指阴阳之间的
第三方。只有三方的调和，才能化生万物。这是哲学阴阳
的"三和"观。

（2）《内经》阴阳的"三和"观

阴阳学说运用于医学领域，借以说明人体的生理病理，
并指导诊断和治疗，这是《内经》的主要成就之一。《内
经》的阴阳学说除了大量论述阴阳对立双方的"二和"外，
也包含着一分为三的"三和"观。如《素问·六节藏象论》
曰"夫自古通天者，生之本，本于阴阳……其气三，三而成
天，三而成地，三而成人"，《素问·至真要大论》"愿闻阴
阳之三也，何谓？岐伯曰：气有多少，异用"，《灵枢·通
天》"天地之间，六合之内……非徒一阴一阳而已"。并且
《内经》已提出，对阴阳失调的病证，除调理阴阳双方外，
尚需调和第三方，即气机。诚如《灵枢·终始》所谓："阴
者主脏，阳者主腑……故泻者迎之，补者泻之，知迎知随，
气可令和，和气之方，必通阴阳"。

（3）临床治则的"三和"方法

人体阴阳的动态平衡，除阴阳双方自身存在的对立依
存、消长转化作用外，尚需人体气机的调和，并且有较多
的脏腑阴阳病变，起因于气机失调。气机泛指气的运动变
化，气机的基本形式是升降出入，是脏腑经络、阴阳气血
运动的基本过程。

肺、脾、肾三脏是人体气机升降出入的轴心。肺位居
上焦，属阳，主宣发与肃降；脾胃位居中焦，脾主升清、
胃主降浊，并运化水谷，为人体气机之枢纽；肾位居下焦，
属阴，主激发卫气，交通阴阳，气化水液。肺气的宣发卫
外，有赖脾气升清；脾胃升降，有赖肺气的宣布、肾气的

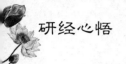

激发；肾的阴阳相交，有赖肺气固外、脾气生化等。肺、脾、肾三脏构成一个合三为一的阴阳环。若其中一脏气机功能失调，可能会导致这一阴阳环整体功能的失调。故在治疗上，表现为单一脏器气机失调时，除调理该脏气机外，尚需调理另外二脏的气机，以求恢复脏腑整体阴阳之平衡。这就是王晖运用三和汤的理论基础。

2. 组方原理

三和汤中玉屏风散主治肺虚失固，具有益气固表止汗的作用，调理肺之宣发的功能。其中黄芪益肺气，固卫表；白术健脾益气，培土生金；防风走表，祛风并御风邪。三药固开同用、敛散相合、肺脾共补，以求肺脏气机之调畅。此一和。

桂枝汤原为祛风解表剂，有调和营卫的作用，但仲景也用于肾寒阴阳失交证。《灵枢·营卫生会》曰："营出于中焦，卫出上焦。"《读医随笔·气血精神论》曰："卫气者，本于命门，达于三焦，以温肌肉、筋骨、皮肤，悍滑疾，而无所束者也。"故卫气源出于肾，由肾气激发。方中桂枝温肾达阳，激发卫气；芍药养阴敛营；生姜、甘草、大枣助营卫，和胃气，全方共奏温肾敛阴、调和营卫之功，以求肾脏气机调畅。此二和。

小柴胡汤治外感者邪在半表半里，而治内伤者则有升降中焦气机之功。方中柴胡理气升脾，黄芩清泄郁热，人参、甘草、大枣健脾益气，半夏、生姜和胃降浊。全方补泻兼施、升降同进、寒热共用，具有调节脾胃气机升降、运脾和胃的良好功效。故张仲景自谓该方"胃气因和"。此三和。

上述三方相互合用，能全面调理肺脾肾三脏气机，恢复各自功能，发挥协同作用。形成肺为阳，肾为阴，脾为气机的阴阳三合环。此为三和汤的组方原理。

3. 临床运用

（1）肺气失固案

李某，男，56岁，干部。

主诉：反复咳嗽、鼻塞20余年。

现病史：患者20余年前因感冒缠绵，愈后经常出现咳嗽、鼻塞，遇冷即发，短则月余，长则数月，逐年出现手足不温、神疲短气、动则汗出恶风、大便溏泄、面色萎黄。近1周来鼻塞咳嗽复作，无痰，无恶寒发热。舌质淡、苔薄白，脉细弦。

西医诊断：慢性支气管炎，慢性肠炎。

中医辨证：肺气失固，脾肾气虚。

治法：补益肺气，调和脾肾。

处方：三和汤加减。

柴胡、黄芩、白芍各12g，太子参20g，桂枝、姜半夏各10g，生黄芪30g，白术15g，防风8g，大枣10枚，甘草5g。5剂。每日1剂，水煎，上下午分服。

5剂后，咳嗽鼻塞已消失，余症亦减。药已中的，以原方加减，续进28剂后，诸症痊愈。

按：本案起因于外邪伤肺，肺气受损。日久脾气亦亏，子盗母气，故有大便溏泄，面色萎黄。再则肺主宣布卫气，肺气虚而卫气亦亏，进而累及肾气激发卫气而肾之阴阳失调，则有手足不温，动则汗出恶风。故用三和汤综合调和肺脾肾三脏气机。若仅补肺，恐难收全功。

（2）脾虚水肿案

王某，女，48岁。

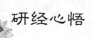

主诉：反复水肿 2 年余。

现病史：患者 2 年前出现全身浮肿，水肿呈黏液性，尤以头面为甚，经西医检查，拟诊为甲状腺功能减退症，长服甲状腺素片，但症状时好时差。诊见面部浮肿，心悸寐差，畏寒肢冷，神疲乏力，胃纳不佳，月经失期，经量少色淡，舌质淡，苔薄白，边有齿印，脉细。

中医辨证：脾虚失运，肺肾失调。

治法：健脾助运，调和肺肾。

处方：三和汤加减。

桂枝、白芍、柴胡、半夏、黄芩、防风、甘草各 10g，太子参、黄芪、绞股蓝、淫羊藿、生地黄各 30g，白术 15g，当归 20g，大枣 10 枚，甘草 5g。7 剂。每日 1 剂，水煎，上下午分服。

7 剂后，神振寐宁，停西药甲状腺素片，以原方加减，间断服药 1 年，浮肿未作，甲状腺功能稳定，余症亦瘥。

按：本案因脾气不足，运化失司，气滞水阻，水溢肌肤而成。然肺为水之上源，肾为主水之脏，水停日久，进而渐耗肺肾之气，形成肺、脾、肾三脏气机失调，故用三和汤治之。方用玉屏风散补肺益气布津，小柴胡汤健脾和胃以运化水湿，桂枝汤温肾敛阴以助气化，加用当归以养血调经，绞股蓝理气燥湿，淫羊藿温振肾阳，生地黄滋养肾阴。此病虽在脾，治疗却应协同调理肺肾气机。

（3）肾之阴阳失和案

谢某，女，51 岁。

主诉：头面烘热伴失眠心烦 3 个月。

现病史：患者 3 个月来月经先后无定期，并出现头面烘热，热则出汗，汗后畏寒，心情急躁，心烦失眠，肢体麻木，胃纳不佳，舌质淡红，苔薄白，脉缓。

西医诊断：更年期综合征。

中医辨证：肾虚阴阳失和，肺脾气机不调。

治法：调和阴阳，敛肺和脾。

处方：三和汤加减。

桂枝、柴胡、半夏、黄芩、防风各10g，白芍、太子参、黄芪、龙骨、牡蛎各30g，白术15g，大枣10枚，甘草5g。7剂。每日1剂，水煎，上下午分服。

7剂后，诸症均减。效不更方，再进8剂，诸症均消。

按：本案患者年届七七，肾气亏虚，阴阳失和，心肾失交，故有月经失调、头面烘热、心烦失眠之变；肾虚卫气不发，肺之卫表功能亦减，故有汗出畏寒之症；肾藏先天之精，肾虚不能充养中焦脾胃，脾胃运化功能不旺，主肌肉功能减退，故有胃纳不佳、肢体麻木之症。病本在肾，累及肺脾，故用三和汤治之。方中加用龙骨、牡蛎意在镇潜肾之浮阳，助桂枝交通阴阳。

4. 小结

综上所述，以玉屏风散、小柴胡汤、桂枝汤三方组成的三和汤，其理论基础在于阴阳学说中的一分为三、合三为一的"三和"观；其制方原理在于肺、脾、肾三脏气机功能构成三合为一的整体阴阳环；治疗方法是一病三和，即一脏有病，须肺、脾、肾三脏整体调和。三和汤实际临床应用于与肺、脾、肾三脏相关的内科疑难杂病时，往往取得立竿见影之效验。

〔浙江中医药杂志，2006，41（7）：377-378。

指导王晖，合作者陈霞波、周开、叶蓉。〕

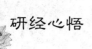

三和汤治疗心身疾病的理论依据及临床应用

三和汤由小柴胡汤、桂枝汤、玉屏风散三首经典方剂组合而成，是国家中医药管理局全国名老中医传承工作室带教老师、第三批全国老中医药专家学术经验传承工作指导老师、浙江省名中医王晖主任中医师临床治疗多系统功能失调的"心身疾病"的常用经方。王老对心身疾病的辨证施治从基本病机上找共性，从阶段病机上显个性，从潜伏病机上挖特性。实践证明，这种辨证思路有助于认识心身疾病"病"与"证"关系的复杂性，强调了辨"证"论治的原则性和有效性，深层次阐释了"异病同治"的临床意义。

1. 心身疾病的现代医学病机理论

心身疾病是指心理－社会因素在疾病的发生和发展中起重要作用的躯体疾病。现代医学认为人体对外界的慢性应激过程与心身疾病的发生关系密切。心身疾病的病理过程是通过神经内分泌－免疫系统网络而实现的，淋巴细胞分泌的细胞因子及神经肽能透过血脑屏障进入脑内发挥作用，神经递质和激素又可影响以淋巴细胞为核心的免疫网络。神经内分泌系统与免疫系统之间频繁的双向信息交往使机体成为一个环环紧扣、息息相关的内生态系统。当人体内的正常生态环境，受外界应激源的慢性刺激而被打乱引起神经内分泌调节紊乱、免疫功能异常，表现为多系统功能失调，统称为"心身疾病"。例如过敏性鼻炎、支气管哮喘、慢性荨麻疹、血管神经性头痛、肠易激综合征、尿道综合征、多汗症、失眠症等。

2. 心身疾病的中医学病机理论

现代医学的这种强调内外环境的统一性和机体自身整体性的思想正是中医学整体观念的体现。《素问·调经论》。曰："人有精气津液，四肢九窍，五脏十六部，三百六十五节，乃生百病……志意通，内连骨髓，而成身形五脏。五脏之道，皆出于经隧，以行血气，血气不和，百病乃变化而生，是故守经隧焉。"心身疾病的共同病因是情志因素。由"喜则气缓""怒则气上""悲则气消""思则气结""恐则气下""惊则气乱"可知，七情致病主要导致气机紊乱而使志意不通、血气不和，百病乃生。所以，气机失调证存在于心身疾病的全过程，概括了心身疾病病机的共性，是该类疾病发生的基本病机。心身疾病的病机，如果从中医学基本病机（阴阳失调、邪正盛衰、气血津液失常）的角度提出，竟能与现代医学的病理生理学理论（神经、内分泌、免疫系统）不谋而合，不能不赞叹中医学的博大精深。

3. 三和汤治疗心身疾病的组方原理

《灵枢·本脏》所谓"人之血气精神者，所以奉生而周于性命者也。经脉者，所以行血气而营阴阳，濡筋骨，利关节者也。卫气者，所以温分肉，充皮肤，肥腠理，司开阖者也。志意者，所以御精神，收魂魄，适寒温，和喜怒者也。是故血和则经脉流行，营复阴阳，筋骨劲强，关节清利矣。卫气和则分肉解利，皮肤调柔，腠理致密矣。志意和则精神专直，魂魄不散，悔怒不起，五脏不受邪矣。寒温和则六腑化谷，风痹不作，经脉通利，肢节得安矣。此人之常平也。"王老认为人体血气、精神、经脉、卫气、志意等各要素达到平稳状态，生理、心理、社会功能才能协调到"健康"的标准。《灵枢》所言"四和"——血和、

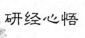

研经心悟

卫气和、意志和、寒温和，诚治疗心身疾病之总纲，乃临床立法处方之原则。三和汤中桂枝汤敛阴达阳和营卫、小柴胡汤泄木除烦和意志、玉屏风汤益气固表和寒温，三方协同各司其职全面调理肺、脾、肾气机。

王老善用病机理论处理一体多病、病机复杂的临床案例，尤擅长从气论治——气虚则补、气郁则达、气滞则疏、气乱则调、气泄则固、气陷则升、气升则降，着眼于肺、脾、肾气化功能的复常，选择三和汤治疗心身疾病亦因于此。王老同时强调就某一心身疾病当前阶段而言，须在气机失调这一基本病机共性基础上，结合体质、气候、饮食、地域、调摄等个性因素，分析疾病阶段性病机，确定脏腑、经络、卫气营血、三焦定位，根据邪正虚实挖掘潜伏病机，控制传变，防患未然。

4. 三和汤方药的古今药理探讨

小柴胡汤源自《伤寒杂病论》，其功效主要是和解少阳，和胃降逆，扶正祛邪。少阳为枢，少阳病与情志关系尤为密切。邪在少阳，"往来寒热，胸胁苦满，默默不欲饮食，心烦喜呕""口苦，咽干，目眩"，多系统功能失调不能尽述，故有"但见一证便是，不必悉具"之说。方中柴胡透解邪热，疏少阳半表之邪从外而解为君；黄芩清理邪热，泄少阳半里之热为臣；人参、甘草益气扶正，半夏降逆和中为佐；生姜助半夏和胃，大枣助参、草益气，姜、枣合用，调和营卫为使。诸药共奏和解少阳之功。

小柴胡汤对垂体 – 肾上腺皮质功能的调节作用已被实验所证实。周红的研究证实小柴胡汤能通过促进垂体 – 肾上腺皮质轴功能而起到增强免疫功能的作用。国外学者发现小柴胡汤在直接作用于巨噬细胞发挥免疫激活的同时，间接作用于肝巨噬细胞，使雌二醇受体量增加而发挥免疫激活作用，提高排除病毒能力。匡乃泉等观察到小柴胡汤对大鼠被动皮肤过敏引起的炎症渗出有显著的抑制作用，对豚鼠过敏性支气管炎及过敏性休克有较好的对抗作用。

桂枝汤源自《伤寒杂病论》，其功效主要是调和营卫。柯琴在《伤寒附翼》中赞桂枝汤"为仲景群方之魁，乃滋阴和阳，调和营卫，解肌发汗之总方也"。太阳中风，汗自出而发热，恶风不解，鼻鸣，干呕证属表虚，腠理不固，卫强营弱。如《伤寒论》第 53 条所云"以卫气不共营气和谐故而"。桂枝温阳通卫为君；芍药益阴敛营为臣；生姜助桂枝辛甘化阳；大枣益脾和胃、助芍药益阴以和营为佐；甘草补益中气、调和诸药，与桂、姜化阳，与芍、枣化阴为使。

现代研究证实，桂枝汤有双向调节体温、双向调节汗液分泌、双向调节肠蠕动功能，能提高疼痛反应潜伏期，增强网状内皮系统功能，提高巨噬细胞吞噬功能、血清凝集素和溶血素效价以及外周血中 T 细胞百分率、抑制迟发性超敏反应等作用。

玉屏风散源自《丹溪心法》，其功效主要是益卫固表。柯琴在《古今名医方论》云"夫以防风之善驱风，得黄芪以固表，则外有所卫；得白术以固里，则内有所据。风邪去而不复来，此欲散风邪者，当倚如屏，珍如玉也。"脾肺气虚，卫表不固，腠理不密，风邪易入，自汗不止。方中黄芪补气实卫为君；白术培中固里为臣；防风佐黄芪扶正不留邪，助白术走表止自汗并为佐使。

玉屏风散被现代药理学证实，能通过保护气管黏膜上皮或减轻气管黏膜损伤发挥抗菌效应，可以明显促进巨噬

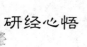

细胞吞噬功能，对抗免疫抑制反应，抑制肥大细胞释放生物活性物质。从而控制Ⅰ型变态反应性疾病，增强体力、对抗疲劳，改善微循环状态，改善性腺功能，延缓性腺衰老。

除以上方义、药理，三方组合后形成多组药对：柴胡配白芍辛散酸敛、疏肝解郁；芍药配甘草酸甘化阴、缓急止痛；芍药配防风内调肝脾、外和营卫；桂枝配甘草助阳益气、益营生脉；人参配白术补中益气、健脾止泻；半夏配生姜降逆止呕、化痰散结，等。三和汤方简药精，虽仅12味药，但经方方组合、药药配对，度化无穷，其功效实难概而括之。

5. 三和汤治疗心身疾病的适用阶段

三和汤虽是一首不可多得的验方，终不可通治多系统各阶段的心身疾病。由此笔者收集了王老传承工作室中服用三和汤的病例共计82例，并进行统计分析，发现三和汤所治病例症状集中于神疲（76例）、恶风（68例）、失眠/寐浅（53例）、胸闷/胁胀（35例）、多汗（34例）、鼻塞/喷嚏（32例）、尿频尿急（27例）、头痛（21例）、烘热/上热下寒（16例）、皮肤疹痒（14例）、关节痛（12例）等，辨证多属肺脾气虚、卫强营弱、阴阳失和。

赵志付等按病机学说把心身疾病人为地划分为3个阶段：第一阶段，即心身疾病的初级阶段，属多脏腑的气机失调；第二阶段，即疾病的中期阶段，由于气机的紊乱，影响到血及津液的正常生理状态，从而产生瘀血、痰湿等病理产物，这些病理产物进而成为新的致病因素影响气机，即情志应激－气机失调－病理产物（瘀血、痰湿）形成－气机失调，形成恶性循环；第三阶段，即疾病的后期阶段，前阶段病理产物的从化—热化（甚或化毒）、寒热互结、寒化。第一阶段因心身反应致脏腑功能失调，并无器质性改变；二、三阶段病理产物常混杂并现，使临床病证变得更为复杂。

心身疾病病机阶段理论可以追溯到《内经》。《素问·调经论》有类似的三阶段论，初起"血气未并，五脏安定，邪客于形，洒淅起于毫毛，未入于经络也，故命曰神之微"，虽"有余有五，不足亦有五"，然"血气未并，五脏安定"，针法上"无出其血，无泄其气，以通其经，神气乃平"的治法可理解为疏理气机、调养情志；病进则"阴与阳并，血气以并"，治法上"刺此者取之经隧。取血于营，取气于卫"，即调和营卫，化气和阴阳；入里则"病形以成，阴阳相倾"，针则"泄实""补虚"，器质性病变已成，宜扶正祛邪，调理脏腑。此篇虽论针法，但为后世研究神志异常的阶段性病理演变提供了理论依据。

综上，三和汤治疗心身疾病以改变脏器功能性紊乱为主，旨在通过整体调和，在体内重建神经内分泌–免疫系统反馈机制的良性循环。因此，三和汤多用于血气未并或血气虽并阴阳未倾的第一、二阶段。

6. 病案举例

案 1

李某，女，55 岁，眼科医生。2012 年 7 月 24 日初诊。

患者平素工作紧张，性情急躁，易于外感。1 周前咳嗽、咽痛、发热，经西医抗病毒、对症治疗后，咽痛、咳嗽减。刻下：汗出如雨，神疲恶风，时有低热，纳呆便溏，舌质淡胖，苔腻微黄，脉细濡。

辨证：肺脾气虚，暑湿留恋。

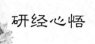

治则：清暑化湿，益气敛营，辅以健脾燥湿。

方药：暑湿气化汤加味。

藿香10g，厚朴10g，姜半夏12g，茯苓12g，淡竹叶15g，焦栀子12g，芦根30g，杏仁10g，滑石10g（包煎），生甘草6g，太子参15g，北沙参15g，麦冬15g，木香10g，黄连7g。7剂。

二诊：服上方7剂后，热退咳停神增，唯恶风自汗、心慌寐短，纳可便调，舌质淡胖，苔白腻，脉细数。

辨证：热病之后气阴两伤、营卫失和。

治则：益气养阴、调和营卫。

方药：三和汤加减

柴胡10g，黄芩12g，姜半夏10g，太子参20g，桂枝10g，白芍30g，生黄芪30g，防风10g，炒白术20，酸枣仁20g，淮小麦30g，龙骨30g（先煎），生姜3片，红枣6枚，生甘草6g。7剂。

三诊：患者自述余症皆瘥，自汗依然，舌质淡红，苔薄白，脉沉细。

辨证：肺脾气虚、营卫失和。

治则：调和营卫、固表敛汗。

方药：三和汤合酸枣仁20g，稽豆衣20g，瘪桃干30g。7剂。

四诊：前症稍减，效不更方。7剂。

五诊：神增汗止，述无不适，唇面色素黯淡，舌质淡红，苔薄白，脉沉细。

辨证：肾虚阴阳失和，肺脾气机不调。

治则：补益气血、调和阴阳。

方药：三和汤合丹参30g。7剂。

按：患者年七七，天癸已歇，本已精血亏虚、阴阳失衡，适逢大暑节气，暑湿正盛，暑性开泄、湿性粘连，又静脉滴注抗生素，寒湿伤脾，肌注氨基比林发汗退热、开泄无度，致正虚邪恋。首诊王老以即时病机为主，故急者治其标，先拟暑湿气化汤上透、中燥、下渗暑湿，辅以太子参、北沙参、麦冬益气敛营，散中有收，敛散相合。二诊时表证已解，然热病之后气阴两伤，汗为心液，久汗尤夺心阴，故以三和汤益气养阴、调和营卫，加酸枣仁、淮小麦、龙骨酸甘养阴、宁心安神。三、四诊时即时病机已消，基本病机占主位，治拟调和气血营卫，并以酸枣仁、稽豆衣、瘪桃干养阴敛汗。五诊时诸症皆消，用三和汤旨在调和肺、脾、肾三脏气机，丹参一味功同四物，气血同补，未雨绸缪。

案2

吕某，女，39 岁，公司职员。2012 年 3 月 20 日至 9 月 25 日连续就诊。

患者焦虑性格，面色晦黯，几无笑颜，主诉频多，反复出现寐浅梦多、目干涩痛、神疲头昏、烘热多汗、上热下寒（上身烘热、下身畏寒）、尿频急痛、腹痛便泻、关节酸痛等，症状此起彼伏。基本病机为气阴两虚、营卫失和。诊疗中除 5 月 22 日至 6 月 4 日因感受暑邪以暑湿气化汤化裁解决即时病机、7 月 31 日至 8 月 13 日因心烦失眠以酸甘宁心汤合越鞠丸解决兼夹病机外，全程以三和汤为主方，随证加减。或因"寐浅梦多"加生地黄、龙齿、莲心；或因"目干涩痛"合二至丸；或因"神疲头昏"加夏枯草、荷叶；或因"烘热多汗"加稽豆衣、瘪桃干、龙骨；或因"尿频急痛"加车前子、淡竹叶；或因"腹痛便泻"加小茴香、乌药；或因"关节酸痛"合桂枝加龙骨牡蛎汤等。

按：患者多思善虑、神情焦躁，长期为心理 - 社会因

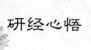

素所扰而不自觉，未予及时疏导发泄，致使气机紊乱、志意不通、血气不和、百病乃生，表现为多系统功能失调。王老常以"心理缺陷、生理紊乱"概之，吻合心身疾病病机，治疗中始终把握基本病机、果断处理即时病机、动态掌握阶段病机、精细梳理兼夹病机，任症状层出、幻化百病，仍有条不紊、殊途同归。

〔中华中医药学刊，2013，31（10）：2138-2140。指导王晖，合作者韩晶晶、陈霞波、周开、龚文波等。〕

病证辨治

张仲景从肺外论治咳嗽十法

张机在《伤寒杂病论》中，对咳嗽的治疗遵循《内经》"五脏六腑皆令人咳，非独肺也"之旨，不但从肺论治，更创立了从肺外治咳的方药。笔者将仲景从肺外治咳归纳为十法，简述如下。

1. 温通心阳止咳法

瓜蒌薤白白酒汤治疗胸痹咳嗽。病由心胸阳气不振，痰饮上乘，肺气失于肃降所致。方中瓜蒌开心胸痰结，薤白宣痹通心，白酒轻扬以行药势。诸药合用共奏温通心阳、豁痰止咳之功。

2. 温补心气止咳法

胸痹咳嗽的虚证为心气不足，心火不能克制肺金，肺反侮于心所致，乃心悸胸痛与咳嗽气短并见。仲景用人参汤治之。方中人参、白术、甘草甘温大补心气，干姜温振心阳，共奏温补心气、敛肺止咳之功。

3. 通脉除湿止咳法

心主血脉，百脉朝会于肺，若寒湿痹阻心脉，则胸痹咳

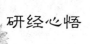

喘作矣，此胸痹病另一证型。仲景用薏苡附子散主之。方中重用附子温脉散寒，薏苡仁除湿宣痹，虽药简但力宏，使寒湿去，阳气通，则胸痹得除，肺气随之畅顺，则咳喘自除。

4. 健脾行水止咳法

苓桂术甘汤治"短气有微饮"，其"微饮"应属"咳逆倚息，短气不得卧"之"支饮"。该证病机为脾虚中阳不运，水停为饮，妨碍肺之升降。治用茯苓淡渗利水，桂枝通阳运脾，白术健脾燥湿，甘草和中益气。诸药合用，共奏健脾行水、肃肺止咳之功。

5. 破积逐水止咳法

悬饮之病，为水饮积阻胸胁，胸之气机受阻所致。若从肺论治不能奏效，宜以十枣汤破积逐水施治。方中甘遂、芫花、大戟味苦峻下，能直达水饮结聚之处而攻下，使邪从阳明胃腑而出；大枣十枚，安中而调和诸药，从而起到逐水止咳的作用。

6. 通腑导滞止咳法

厚朴大黄汤主治"支饮胸满"，其症状尚有咳嗽短气等。该证病因系胃腑实积，水阻肺逆所致。方中重用厚朴、大黄通腑导滞，枳实行饮导滞。诸药合用，具有开通痰饮实结、畅运胃腑气机之功效，乃上病下治之法。

7. 散结行水止咳法

木防己去石膏加茯苓芒硝汤治膈间支饮，经投用木防己汤不愈者。该证病因为水停心下胃腑，上迫于肺所致。方中防己、桂枝一苦一辛，行水饮而散结气，茯苓导水下行，芒硝软坚破结，人参健脾扶正，共奏散结行水，通腑止咳之功。此为咳嗽从阳明胃腑论治的另一法。

8. 温肾纳气止咳法

肾为水脏，主温行水液；肺为水之上源，主宣散水津。若肾气上逆，寒水上泛，则肺失宣发而成咳。仲景用苓甘五味姜辛汤治疗肾中冲气上逆致咳。方中干姜、细辛、五味子温肾散寒纳气，茯苓引水下行，甘草调和诸药，全方共奏温肾纳气、行水止咳之功。真武汤加五味子、细辛、干姜治阳虚水停型咳嗽，作用机理与此类似，其中附子可增强全方温肾散寒之力。

9. 滋阴利水止咳法

猪苓汤治"少阴病，下利六七日，咳而呕渴，心烦不得眠"。该证病机为肾阴虚，水饮停滞，水热相结，上逆犯肺。方中阿胶滋阴润燥，滑石清热利水而不伤阴，余药淡渗利水，共奏滋阴清热、利水止咳之功。

10. 疏肝解郁止咳法

仲景用四逆散治肝失条达，气郁致厥，其中可有咳嗽兼症。因肝为木，肺为金，肝郁失条，反侮于肺，肺气上逆而致咳。方中柴胡疏肝解郁，枳实行气散结，芍药和营而调肝脾，甘草缓急和中，合而使肝气条达，郁阳得伸，肢厥自愈，而肺不受侮则咳自止。方中可加用五味子、干姜意在增强止咳之功。

综上可见，仲景治咳有三原则：一是"整体观"，脏腑之间的病变内在相连，咳嗽可由非肺脏病变引起；二是"治病求本"，在病因辨别上首分外感、内伤，次求寒热、虚实、水湿，继而审因立方；三是"远治作用"，仲景治咳不囿于上焦肺脏，用药多在中焦、下焦，凡非肺本脏致咳，

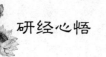

基本不用肺经止咳方药。

〔中医研究，2005，18（2）：11。〕

《金匮要略》治疗内伤发热十三法

内伤发热是指人体脏腑、阴阳、气血虚损或失调而引起的发热。其病因多为劳倦、七情、饮食、药物等所致。现将《金匮要略》中内伤发热的治法归纳为以下十三法。

1. 滋阴清心退热法

用于心阴亏损、心火亢盛型百合病发热。《金匮要略·百合狐惑阴阳毒病脉证治》曰："百合病变发热者，百合滑石散主之"。本证起因于七情内伤。症见心神不宁，烦躁易怒，夜寐不佳，小便短赤，舌尖红，舌苔薄黄，脉细数等症状。治用百合滑石散。方中百合滋养心阴，滑石清心火、利小便，使热从小便而出。二药合用，具有滋心阴、降心火之功能。

2. 甘温建中退热法

用于阴阳两虚型虚劳发热。《金匮要略·血痹虚劳病脉证并治》曰："虚劳里急，悸，衄，腹中痛，梦失精，四肢酸疼，手足烦热，咽干口燥，小建中汤主之。"手足烦热亦即五心烦热，虽为阴虚所致，但尚有里急、腹中痛等阳虚内寒症状，故该证属阴阳皆虚、五脏并损、寒热错杂之复杂证候。治此不能单纯以热治寒，或以寒治热。诚如尤在泾所说："欲求阴阳之和，必求于中气，求中气之立者，必以建中也。"故用小建中汤甘温建中，调和阴阳。本法成为后世甘温除热的典范。

3. 柔肝降火退热法

用于肝郁化火、气逆上冲之奔豚气发热。《金匮要略·奔豚气病脉证治》曰："奔豚气上冲胸，腹痛，往来寒热，奔豚汤主之。"本证乃七情内伤，肝气郁积，日久化火上逆所致，其热型或为往来寒热，或但热不寒，舌质红，舌苔黄，脉弦数。奔豚汤中黄芩、葛根清热降火，李根白皮、生姜、半夏降逆下气，当归、川芎、芍药、甘草养血柔肝，共奏养血柔肝、降火下气之功。

4. 补益肾气退热法

用于肾气不足之发热证。《金匮要略·妇人杂病脉证并治》曰："妇人病饮食如故，烦热不得卧，而反倚息者，何也？师曰：此名转胞，不得溺也。以胞系了戾，故致此病，但利小便则愈，宜肾气丸主之。"本证为肾气不足，膀胱气化不行使然，其发热病机是肾气虚而不摄、阳气上浮所致。肾气丸名曰补肾气，但其用药皆为温阳滋阴之品，是因为肾气由肾阳蒸发肾阴而成，故补其阴阳，则肾气自旺。肾气旺则上浮之虚阳得以摄纳，故发热除、小便利。

5. 温肺化饮退热法

用于痰饮犯肺型痰饮病发热。《金匮要略·痰饮咳嗽病脉证并治》曰："膈上病痰，满喘咳吐，发则寒热……病痰饮者，当以温药和之。"本证既可由外感所致，亦可由肺脾阳虚、痰饮内生伏肺所致。后者所致者其寒热并非表证之恶寒发热，而是阳虚畏寒之寒，痰饮阻遏气机之热。故其证发热必低微，肢冷背寒喜温，咳喘痰出稀白量多，既无头痛、鼻塞、无汗之风寒表证，又无高热面赤、咯痰黄稠、脉滑数之痰饮热化型肺热证。方用小青龙汤温肺化饮，痰

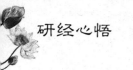

饮温化、肺气宣畅则发热自除。

6. 温胃清通退热法

用于胃腑寒饮兼热化之发热。《金匮要略·痰饮咳嗽病脉证并治》曰："若面热如醉，此为胃热上冲，熏其面，加大黄以利之。"本证病本于胃阳不足，寒饮停留胃腑，复因过用辛温之品，寒饮趋向热化，胃热上冲头面。除头面烘热外，尚可兼见胃脘痞满、漉漉有声、呕吐痰涎、头目眩晕、口干不欲饮、舌质淡、舌苔白滑、脉弦滑等。治宜寒热并用之温胃化饮、清胃通腑法。方用苓甘五味加姜辛半杏大黄汤。其中茯苓、甘草、五味子、干姜、细辛、半夏、杏仁温中健胃、散寒化饮，大黄苦寒通腑泄热清胃，以求本寒标热同治。

7. 回阳救逆退热法

用于阳虚外浮之真寒假热证。《金匮要略·呕吐哕下利病脉证治》曰："呕而脉弱，小便复利，身有微热，见厥者，难治，四逆汤主之。"本证由于胃阳素亏，复因频繁呕吐或泄泻，元阳受损，阴寒内盛，格阳于外，阳气外浮故发热，兼见畏寒肢冷，舌淡苔白滑，脉微细。治用四逆汤以回阳救逆，阳气回复则虚热自退。若阳浮而有外脱之势者，尚可用通脉四逆汤、四逆加人参汤等施治。

8. 育阴利水退热法

用于阴虚水热互结之发热。《金匮要略·消渴小便不利淋病脉证并治》曰："脉浮发热，渴欲饮水，小便不利者，猪苓汤主之。"本证为肾阴不足，气化失司，水饮停滞膀胱与虚热内结使然，其发热机理既有阴虚发热，又有水结郁热。猪苓汤用阿胶育阴滋肾助气化，猪苓、茯苓、泽泻、滑石清热、利水、除热，使其阴充水除，则发热退，小便利。

9. 敛气平冲退热法

用于阳虚冲气上逆之发热。《金匮要略·痰饮咳嗽病脉证并治》曰："青龙汤下已……手足厥逆，气从小腹上冲胸咽，手足痹，其面翕热如醉状，因复下流阴股，小便难，时复冒者，与茯苓桂枝五味甘草汤，治其气冲。"本证乃因阳虚痰饮之人，过用温燥伤阳，下焦冲脉之气逆乱上冲所致，其头面发热属虚阳随冲气上浮使然，病本于冲脉失调。桂苓五味甘草汤用桂枝、甘草辛甘合阳，以平摄冲气；配茯苓引逆气下行；用五味子收敛耗散之气。诸药合用，具有平摄冲气、潜降浮阳之功，如是则面热得除。

10. 温肝通下退热法

用于阳虚寒凝、腑气不通之腹痛发热。《金匮要略·腹满寒疝宿食病脉证治》曰："胁下偏痛，发热，其脉紧弦，此寒也，当以温药下之，宜大黄附子汤。"本证为肝阳不足，阴寒凝滞，腑气不通所致，其发热之机理在于因虚致实、腑气郁滞致热，伴脘胁疼痛、大便闭结、肢冷喜暖、舌质淡、舌苔白而不黄、脉弦紧。大黄附子汤用附子、细辛温肝阳、散阴寒，大黄通腑泻下开闭，使之腑气通、阳气复，则诸症消失。

11. 通利肠腑退热法

用于饮食积滞之发热或燥屎内结之发热。《金匮要略·妇人产后病脉证治》曰："病解能食，七八日更发热者，此为胃实，大承气汤主之。"本病乃病后伤食，饮食积滞于胃肠所致发热。《金匮要略·腹满寒疝宿食病脉证治》曰："脉数而滑者，实也，此有宿食，下之愈，宜大承气

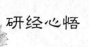

汤。"其证尚有脘腹胀痛、大便秘结、嗳腐食臭等，用大承气汤通利肠腑，荡涤食积，肠腑清通则发热亦退。

12. 活血化瘀退热法

用于瘀血内阻之发热。《金匮要略·惊悸吐衄下血胸满瘀血病脉证治》曰："病者如热状，烦满，口干燥而渴……是瘀血也，当下之。"本证发热以午后、晚间为甚，伴有口干不喜饮，面色黯黑，唇舌青紫或紫斑，脉细涩。方剂可酌情选用仲景桃核承气汤、抵当汤、温经汤等。再有仲景所述女劳疸发热，其病机为肾虚瘀热挟湿，立方硝石矾石散，亦是取其化瘀除湿、温肾泄热之功。

13. 驱蛔杀虫退热法

用于蛔虫内扰之蛔厥发热。《金匮要略·趺厥手指臂肿转筋阴狐疝蛔虫病脉证治》曰："蛔厥者，乌梅丸主之。"综观仲景对蛔厥的有关论述和临床实际，其症状可见发热肢冷、脘腹疼痛、呕吐蛔虫等，其发热之机理是蛔虫扰乱气机所致，用乌梅丸杀虫驱蛔，蛔虫驱除，气机复常，则发热随之消失。

由上可见，仲景已将内伤发热的病机广泛地责之于五脏六腑、阴阳气血，而不囿于阴虚内热、阳亢火盛的阴阳失衡理论；其治法也不单纯地见热退热、滥用寒凉，必欲治病求本，相应地使用温、清、下、和、消、补等大法。

〔中医研究，1992，5（1）：19-20。〕

仲景治疗内风法的临床运用

内风是指由于脏腑功能失调导致风气内动的病证。《伤寒论》《金匮要略》述及属于内风病证的症状主要有"冒眩""郁冒""脚挛急""身𥆥动、振振欲擗地""四肢聂聂动""身为振振摇"等。这些内风症状，散见于各种疾病过程中，有其不同的病因病机，其治法也各不相同。笔者归纳仲景对本证的治疗方法，约有 10 余种之多。现将其中常用 5 法的临床运用简介如下。

1. 温敛冲气法

《金匮要略·痰饮咳嗽病脉证并治》曰："青龙汤下已，多唾口燥，寸脉沉，尺脉微，手足厥逆，气从小腹上冲胸咽，手足痹，其面翕热如醉状，因复下流阴股，小便难时复冒者，与茯苓桂枝五味甘草汤，治其气冲。"本证乃因青龙汤温散太过，下焦虚阳随冲脉之气冲逆浮越所致。"手足痹"为手足麻木之意，"时复冒"为发作性眩晕厥仆之症，两者均系虚阳化风之内风症状。治疗当以温振阳气、收敛冲气为法。方中桂枝、甘草辛甘化阳，配茯苓引逆气下行，用五味子敛补冲脉之气。诸药合用，共奏温阳敛冲气之功，虚阳潜藏，冲气平降，则内风自平。

病案举隅：

黄某，女，61 岁。1990 年 4 月 21 日诊。

患者有慢性支气管炎病史 4 年余，半月前急性发作，经中西药治疗后缓解，缓解后即出现腹胀如鼓，似有热气从腹部上冲咽喉头脑，上冲时自觉眩晕头昏，头面烘热，伴有四肢麻木厥冷、夜寐不安，偶有干咳气促，舌质淡胖，舌苔薄白，脉弦细。经血压、心电图、肾功能、腹部 B 超等检查均无异常发现。笔者视其治疗"慢支"的处方为小青龙汤加味，乃拟诊为仲景茯苓桂枝五味甘草汤证，予茯苓桂枝五味甘草汤加龙骨、牡蛎以增强平降冲气之功能，

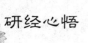

加淫羊藿、厚朴以温阳理气除胀。服药3剂症状减半，续
进3剂而诸症消失。

2. 健脾泄肝法

《金匮要略·妇人产后病脉证治》曰："产妇郁冒，其
脉微弱，呕不能食，大便反坚，但头汗出……小柴胡汤主
之。"郁冒是一种表现为猝然昏厥的内风症状。本条所说之
郁冒，其病因病机为产妇失血过多，血气双亏。气虚则脾
失健运而胃浊上逆，血虚则肝失条达而郁火内生，形成脾
虚肝旺、肝风内动之证。本证并不局限产妇，尚可见于其
他疾病，以健脾泄肝之小柴胡汤施治有效。方中柴胡、黄
芩疏肝泄热，人参、甘草、大枣健脾益气养血，半夏、生
姜和胃降逆。全方具有培土泄木之功，脾健肝柔，木不犯
土，则肝风不动。

病案举隅：

张某，女，26岁。1986年3月24日诊。

患者结婚3年未孕，平素月经先后不定，经量或多
或少，近半年来每逢经后即晕厥1次，晕厥时间约10分
钟，无抽搐，晕厥前后伴有眩晕头昏，胸胁胀满，泛恶纳
差，汗出烦热。本次月经已净2天，昨晚晕厥复作，舌质
淡，舌苔薄黄，脉弦细滑。查血色素及脑电图无异常，妇
科检查宫颈糜烂Ⅱ度。辨证为脾虚肝旺，与仲景所论妇人
产后郁冒证病机相仿。治拟健脾泄肝之小柴胡汤加减，药
用：柴胡10g，黄芩12g，姜半夏12g，党参30g，大枣7枚，
炙甘草5g，天麻10g，当归12g，枸杞子12g，焦山楂30g。
服药3剂，自觉症状消失。40天后月经来潮，经行1周干
净，晕厥未作，但仍有眩晕、胁胀等症状，予上述原方续
服3剂。后以丹栀逍遥散、归脾汤交替调治3月有孕，足

月顺产一女婴。旧恙未作。

3. 酸甘化阴法

《伤寒论》29 条用芍药甘草汤治疗脚挛急。本证起因于伤寒误治，邪虽祛但肝阴受损，肝阴不足，不得荣养筋脉，则成脚挛急之内风症状，亦即阴虚动风之证。芍药甘草汤用芍药酸甘养营和血，甘草补中缓急，两药合用，酸甘化阴，阴复筋脉得养，则脚挛急自解。本法为后世养阴息风开了先河，并在此基础上衍化出甘寒养阴和咸寒养阴之息风方法。

病案举隅：

郑某，男，66 岁。1987 年 5 月 29 日诊。

患者有高血压病史近 10 年，近 1 个月来患者逐渐出现四肢颤抖阵作，四肢关节屈伸不利，伴眩晕寐差、口干不欲饮，舌质红有裂纹，舌苔薄黄，脉弦细。血压正常。医用甘寒养阴之杞菊地黄丸加减及咸寒养阴之三甲复脉汤加减均未效。笔者认为本证虽阴虚动风之病机无误，然患者有四肢关节屈伸不利之症状，属拘急性阴虚动风，治宜仲景芍药甘草汤之酸甘化阴息风。处方：白芍 45g，炙甘草 15g，木瓜 15g，枸杞子 12g，石斛 15g，怀牛膝 15g，地龙 10g，枣仁 30g，钩藤 20g（后下），白蒺藜 15g。服药 5 剂，关节屈伸已利，夜寐好转，四肢颤抖减少。后以本方为基础略予加减，服药 20 余剂而诸症消失。

4. 温肾化饮法

《伤寒论》82 条曰："太阳病发汗，汗出不解，其人仍发热，心下悸，头眩，身𥄥动，振振欲擗地者，真武汤主之。"本证为过汗后肾阳受损，阳虚不能化气行水，水饮内

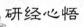

停所致。头目眩晕、身抖欲仆之内风症状，非外邪所致，乃因肾阳衰虚、水饮内阻而成。故其治疗以温肾化饮为法。真武汤中附子温壮肾阳；茯苓、白术、生姜燥湿化饮；芍药既能利水化饮，又能敛阴柔肝而制附子之刚燥。诸药合用，使肾阳振，水饮化，则内风息，诸症除。

病案举隅：

丁某，男，65 岁。1990 年 12 月 2 日诊。

患者近 2 年来每逢夜间似睡非睡之间出现四肢麻木抽搐，肌肉跳动，约半小时停止，伴有眩晕腰酸，下肢不温，小便量少，舌质淡胖，舌苔薄白腻，脉沉细滑。患者曾屡服中药平肝息风、健脾养心、温肾壮阳等方剂效果不甚明显。笔者认为本证肾阳不足症状明显，但用温肾壮阳不效，是由于未能合用化饮之品。盖因患者似睡非睡之时，最易阳虚饮停，且患者有小便量少、舌苔白腻之水饮内停之内风证。治以真武汤加减，药用：淡附片 10g，白芍 12g，茯苓 30g，白术 12g，地龙 10g，杜仲 15g，淫羊藿 12g，石菖蒲 10g，泽泻 12g，天麻 10g，桂枝 6g，猪苓 10g。服药 5 剂，症状消失。后予济生肾气丸加减善后。

5. 补气行水法

《金匮要略·水气病脉证并治》曰："皮水之为病，四肢肿，水气在皮肤中，四肢聂聂动者，防己茯苓汤主之。""四肢聂聂动"即四肢抽搐之动风症状，其病机为卫气不足，水停肌肤所致。防己茯苓汤用黄芪、甘草、桂枝温补卫气；防己、茯苓利水退肿。诸药合用，具有补气行水之功。卫气温运畅达，水饮化散不阻，则肿退风定。

病案举隅

毛某，女，36 岁。1987 年 3 月 25 日诊。

患者近 3 年来反复四肢麻木，眩晕抽搐，面目及下肢浮肿，伴有神疲短气、胃纳不佳、面色㿠白不华、月经错后量少、白带量多清稀，舌质淡胖，舌苔薄白腻，脉细弱。常规理化检查无殊，西医诊断未明。辨证为气虚水阻。治拟补气行水之防己茯苓汤加减，药用：生黄芪 30g，防己 15g，茯苓 20g，桂枝 6g，地龙 10g，生甘草 6g，陈皮 10g，五加皮 12g，桑白皮 12g，焦山楂 30g。以上方为基本方，略予加减，共服药 20 剂痊愈。

〔江西中医药，1995，26（5）：22-23。〕

仲景通因通用治疗下利

通因通用，即是用通利的方法治疗通证。下利属通证之一，仲景除用止利这一正治常法外，还善于以通利的方法治之。笔者认为仲景所用的通利法，并非仅指通腑泻下法，还包括了通达体窍、疏通气血等多种方法。现将其具体的治疗方法归纳讨论如下。

1. 发汗通表法

发汗通表法用于表邪致泻。根据表邪的寒热性质，有辛温通表和辛凉通表之异。

（1）辛温通表

《伤寒论》32 条："太阳与阳明合病者，必自下利，葛根汤主之。"本证乃风寒外束太阳之表，内迫阳明大肠，致使大肠传导失职，水谷不别而下利。方用葛根汤辛温发汗，通汗窍、祛表邪，使表解里和，下利自愈。

（2）辛凉通表

如葛根芩连汤证，本证为表邪误下而热化内传，煎迫

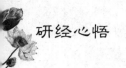

大肠致利。仲景在用芩、连清泄里热的同时，用葛根辛凉透表，意在使内陷之邪复从汗表退出，以利于下利之速愈。

2. 分利通尿法

分利通尿法用于水湿致泻。小肠为分清别浊之腑，若水湿浸侵肠道，则清浊不分而致泻。其下利之特点是大便呈清水样，量多。若通常的燥湿止泻药如平胃散、藿香正气散不效，仲景则谓"当利其小便"，即俗称急开支河法。实则通其尿窍，使水湿之邪从尿道而出。本法又可分为：

（1）通阳利尿

通阳利尿法用于寒湿阻遏阳气致泻。如霍乱吐泻可用五苓散通阳利尿，其证呕吐腹泻，大便清稀量多，头痛发热，肢体酸楚，口渴欲饮，舌苔白腻，脉濡。

（2）温阳利尿

温阳利尿法用于阳虚水停致泻。如真武汤，证见便溏尿少，形体浮肿，畏寒腰酸，舌质淡，舌苔滑腻，脉沉细。

（3）育阴利尿

育阴利尿法用于阴虚水热相结之下利。如《伤寒论》319条："少阴病，下利六七日，咳而呕渴，心烦不得眠者，猪苓汤主之。"证见腹泻，便溏不爽，尿少腹胀，舌质红，舌苔黄腻，脉细滑。方用猪苓、茯苓、泽泻、滑石利尿祛湿，阿胶育阴扶正。

3. 泻下通腑法

六腑以通为用，若有形邪气阻滞肠道而致泻者，宜用本法。据病邪性质，仲景常用治法有以下两种：

（1）苦寒通下

苦寒通下法用于燥热内结或饮食积滞。如热结旁流的阳明下利，其所下之物多为稀粪，或黄水，或纯青黑水，量少臭秽异常，伴腹痛拒按，舌苔黄燥，脉沉有力。治用小承气汤通下燥热，燥热祛则利自止。

（2）攻逐水饮

攻逐水饮法用于留饮下利。《金匮要略·痰饮咳嗽脉证并治》曰："病者脉伏，其人欲自利，利反快，虽利，心下续坚满，此为留饮欲去故也，甘遂半夏汤主之。"本证下利乃留饮祛未尽之故，方中甘遂攻逐水饮，半夏散湿除痰，芍药、甘草、白蜜酸收甘缓以安中，使留饮下而去之，病根得除。

4.祛痰通肺法

祛痰通肺法用于肺逆下利。肺主气，与大肠相表里。若肺气被邪所阻，不能正常宣肃，则大肠传导失司而致泻。《伤寒论》40条用小青龙汤主治"伤寒表不解，心下有水气，干呕、发热而咳、或渴、或利……"，其下利就属此类。导致肺气受阻的病邪是痰饮。故治疗重在温肺化痰，通达肺气。方中麻黄、桂枝、芍药宣肺散表以通肺，干姜、五味子、细辛、半夏、甘草温肺化痰以通肺。邪祛痰化，肺气畅通，宣肃复常，则大肠亦能正常传导，下利自止。笔者临床见到，本类患者的下利，除咳喘胸闷外，其下利的特点是大便溏而多泡沫，矢气频作，腹胀如鼓，泻后腹胀反甚，舌质淡，舌苔白腻，脉浮滑。此为肺之痰饮下迫大肠所致，故用小青龙汤治疗每每有效。

5.化瘀通脉法

化瘀通脉法用于瘀证致泻。胃肠乃多气多血之腑，久病入络，易使胃肠络脉瘀阻，导致肠道传导失司而致泻。

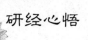

《金匮要略·黄疸病脉证并治》曰："其腹胀如水状，大便必黑，时溏，此女劳之病，非水也。腹满者难治，硝石矾石散主之。"本条为女劳疸兼瘀血之证治，其大便时溏，属肠络瘀阻所致。方中硝石能通脉化瘀，矾石通脉除湿，二药合用，具有化瘀祛湿之功。肠络通达，传导复常，则溏便不作。本法属通因通用之别法，对顽固性慢性泄泻的治疗很有指导意义。

6. 疏通气机法

疏通气机法用于气滞致泻。气滞本应便秘，若见泄泻，则其治疗亦用疏通之法。《伤寒论》318 条曰："少阴病，四逆……或泄利下重者，四逆散主之。"本证下利属于肝失条达，气机郁滞，疏泄失职，阳不外达，肠道欲泄不能所致。故其下利的特点是下泄量少，有后重感。方中柴胡疏肝解郁，枳实行气通腑，芍药和营柔肝，甘草缓急和中，加用薤白辛散以增强疏通气机之功用。诸药合用，共奏通达气机之功。临床上某些状若气滞，实乃脾虚的泄泻患者，医者误投四逆散之通，每使愈治愈泻，亦从反面佐证四逆散为治泻之通剂。

〔浙江中医学院学报，1994，18（1）：3-4。指导王晖。〕

《伤寒论》治利七忌

下利，即泄泻，是《伤寒论》的常见症状。仲景治利之禁忌，笔者归纳为 7 种，浅析如下。

1. 胃虚邪结忌通下

《伤寒论》158 条曰："伤寒中风，医反下之，其人下利日数十行，谷不化……医见心下痞，谓病不尽，复下之，其痞益甚,此非热结,但以胃中虚,客气上逆,故使硬也,甘草泻心汤主之。"此为误下后脾胃虚损,邪热内结所致。下利完谷不化,是脾胃虚损之象;胃脘痞硬不适,是邪热内结之候。如此虚实夹杂之证,医者不可因其胃腑邪结而再用通下,否则有下利无度、脘痞益甚之变。诚如273条曰:"太阴之为病,腹满而吐,食不下,自利益甚,时腹自痛,若下之,必胸下结硬。"故宜用甘草泻心汤以和胃健脾,清热散结。

2. 虚寒下利忌攻表

《伤寒论》364条曰:"下利清谷,不可攻表,汗出必胀满。"此乃少阴病脾肾阳虚、阴寒内盛所致。此时若兼夹外感表证,不得墨守有表先解表之成规,而应以温振里阳、扶助正气为先。若误投发汗攻表,易使阳随汗脱,阴寒益甚,不但下利增剧,而且会出现阳衰气滞致腹胀之变证,重者则有亡阳之危。故372条立有本证的方药:"下利腹胀满,身体疼痛者,先温其里,乃攻其表,温里宜四逆汤,攻表宜桂枝汤。"

3. 表邪致利忌治里

《伤寒论》32条曰:"太阳与阳明合病者,自下利,葛根汤主之。"本条为太阳表邪不解,内迫阳明胃肠致利的证治。方用葛根汤发汗解表,而未用调治阳明里证之品,使表解里自愈,亦即逆流挽舟之法。若治阳明里证,有引邪入里之弊。本证亦属太阳表邪内陷阳明胃腑之表里同病证,与表邪下利病机类似,故其治法宜忌相同。

4. 热结旁流忌缓下

阳明腑实,燥热内结,逼迫胃中津液下泄而成热结旁

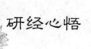

流之下利，其利下清水，或色纯青污黑，气味臭秽，伴有潮热腹胀而痛，口干舌燥，脉沉有力。治此宜通因通用，以承气汤之类，苦寒猛攻，荡涤燥实，且下之宜速，不宜用丸药缓下，因泻下类丸药性缓留中，燥热不能速去，反而更耗津液，加重燥结。

5. 下焦失固忌理中

《伤寒论》159 条曰："伤寒，服汤药，下利不止，心下痞硬……医以理中与之，利益甚。理中者，理中焦，此利在下焦，赤石脂禹余粮汤主之。"此因累经误下，不仅中焦脾胃受损，而且伤及下焦，造成下焦失固、滑脱不禁。仲景认为，中、下二焦同病，应治下焦为先。盖因理中丸温中健脾之剂，虽能健运脾胃，无奈下焦失固，脾胃越健运，则精微越下泄，故下利益甚；若先以赤石脂禹余粮汤固涩下焦，下焦得固则利止，再以调理中焦则病可痊愈。

6. 阴虚下利忌发汗

《伤寒论》284 条曰："少阴病，咳而下利，谵语者，被火气劫故也，小便必难，以强责少阴汗也。"该证为肺肾阴虚所致。若误用发汗解表，则更伤阴液，利下不止，应刻刻顾其阴液，虽兼有表邪，亦应忌用发汗之法。治宜滋阴止利，待阴液稍复，汗源充，方可发汗解表。

7. 厥阴寒热忌苦寒

《伤寒论》333 条曰："伤寒脉迟，六七日，而反与黄芩汤彻其热……必死。"本条为厥阴病寒热胜复，厥热下利之证。当其下利、身寒肢厥之阴盛时，温阳法为正确之治。但若虚阳来复，真寒假热之际，医者每易误诊为热利而用黄芩汤清热止利，犯见寒治寒之忌。故本证应时刻不忘阳虚之本，不可因其暂现热象而用苦寒。治疗须温阳散寒为主，佐以清热之品，方如乌梅丸之类。

〔中医函授通讯，1997，16（5）：5。〕

《金匮要略》从脾论治聚证六法

聚证是指腹部结块，或胀或痛，聚散无常，痛无定处的一种内伤疾病。《金匮要略·五脏风寒积聚病脉证并治》论述了积证与聚证的不同病机和症状，其中聚证治法散见于《金匮要略》的其他各篇，笔者将其归纳为健脾6法。

1. 健脾温中法

《金匮要略·腹满寒疝宿食病脉证并治》曰："心胸中大寒痛，呕不能饮食，腹中寒，上冲皮起，出见有头足，上下痛而不可触近，大建中汤主之。"本证乃因脾胃阳衰，寒凝气滞所致。"上冲皮起，出见有头足"为内寒冲逆，结聚于腹部之聚证。治用健脾运气，散寒温中法。方中人参、饴糖健脾助运，蜀椒、干姜散寒温中。诸药合之脾气则健，中阳得运，阴寒得散，聚证自然得除。

2. 健脾逐水法

《金匮要略·痰饮咳嗽病脉证并治》曰："病者脉伏，其人欲自利，利反快，虽利，心下续坚满，此为留饮欲去故也，甘遂半夏汤主之。"本证乃因水饮停留胃肠，欲从大便排泄而不能，遂结聚胃腑，故有"心下续坚满"之变。其中之"坚"，乃坚硬有块之意。因其聚结时间短暂，且易于消散，故不属积证而为水饮内结型聚证。治用健脾逐水法。方中甘遂攻逐水饮，半夏散结除痰，白芍缓急，甘草、

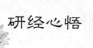

白蜜健脾和胃，所用健脾之品，意在运脾以化饮，为治本之举。水饮下泄，脾机健运，则心下坚满之聚亦散。

3. 健脾清利法

《金匮要略·痰饮咳嗽病脉证并治》曰："膈间支饮，其人喘满，心下痞坚，面色黧黑，其脉沉紧，得之数十日；医吐下之不愈，木防己汤主之。"此为水饮停结中焦胃腑之聚证。因累用吐下，脾气受损，郁热内生，形成脾虚失运，水热内结之复杂病机。该证可呈现胃脘聚块拒按、神疲乏力、舌质淡胖、舌苔黄腻、脉细滑无力等寒热相兼、虚实夹杂之症状。治用健脾助运，清热利水法。方中人参健脾益气，木防己、桂枝温利水饮，石膏清泄郁热，共奏健脾运水、清热消聚之功。

4. 健脾泻下法

经上述清利健脾之木防己汤治疗后，若其人不愈，或愈而复发，"复与不愈者，宜木防己去石膏加茯苓芒硝汤主之"。此乃因水饮聚结深重，非普通利水化饮药所能奏效。治此宜加重攻伐，以通泻水饮为法。方中人参健脾益气，木防己、桂枝、茯苓利水化饮，芒硝通腑泻下，合之则成健脾泻下、消除聚结之剂。

5. 健脾化饮法

《金匮要略·水气病脉证并治》曰："气分，心下坚，大如盘，边如旋杯，水饮所作，桂枝去芍药加麻辛附子汤主之。"本证由于脾阳不足，运化失司，寒凝饮停，聚于胃腑，故痞结而坚，如盘如杯。治用温阳健脾，散寒化饮法。方中用桂枝去芍药汤加附子温运脾阳，麻黄、细辛温散水饮，共奏健运脾阳，消散水饮之功。

6. 健脾行气法

《金匮要略·水气病脉证并治》曰："心下坚，大如盘，边如旋盘，水饮所作，枳术汤主之。"本证乃因脾虚失运，气运乏力致滞，水气痞结于胃腑而成聚证。治疗以健脾助运，行气导滞为法。方中白术健脾燥湿，运化水饮，枳实行气导滞，燥湿化饮。二药合用，使脾气健运，气机畅通，则水饮无停滞之根，聚结得以消除。

综观以上六法，健运脾机是《金匮要略》治疗聚证的基本大法。针对脾虚失运而产生的水饮、气滞、热郁、寒积等致病因素，而分别合用化饮、行气、清热、散寒等药物，达到标本同治，虚实兼顾的目的。《金匮要略》从脾论治聚证的学术思想是对《内经》"积聚乃伤脾胃之间，寒温不次，邪气稍至，蓄积留止，大聚乃起"病机理论的发展运用。笔者在临床中体会到，聚证之为病多为因虚致实，治疗上亦应虚实兼顾。笔者曾治一青年女性，每逢午后腹部胀满、气块攻撑、腹痛阵作1年余，伴大便干燥难解，胃纳不佳，前医以行气导滞或润肠通下而疗效不显。笔者诊其面色㿠白不华，精神萎靡不振，舌苔薄白，舌质淡胖边有齿印，脉细弱。辨证为脾虚失运，气陷成聚。治拟健脾助运，升清散聚。方用补中益气汤加枳壳、肉苁蓉、火麻仁。5剂症状减半，续服10剂而愈。由此说明，临床治疗聚证不宜仅从疏肝解郁和化痰导滞二法施治。

〔四川中医，1998，16（4）：8。〕

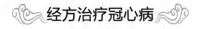

经方治疗冠心病

冠心病以心悸胸闷、胸部隐痛为主要症状。其病机多

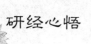

端，治疗各异。笔者体会，张仲景在《伤寒杂病论》中所创立的部分方剂，适宜于冠心病的治疗。现将有关方剂缕析如下。

1. 心神不宁型用酸枣仁汤

症见心悸善惊，神情紧张，头面烘热，夜寐不佳，舌苔薄白，舌质尖红，脉弦数或促。治用酸枣仁汤养心安神，可选加远志、石菖蒲、五味子、白芍、丹参等。

2. 心气不足型用人参汤

症见心悸胸闷，神疲短气，动则更甚，面色㿠白不华，舌苔薄白，舌质淡胖，脉细弱或结代。治用人参汤补益心气，可选加黄芪、桂枝、灵芝、五味子等。

3. 痰浊痹阻型用枳实薤白桂枝汤

症见心悸胸闷，心胸隐痛，头昏眩晕，舌苔白腻，舌质淡红，脉弦滑或结代。治用枳实薤白桂枝汤蠲饮宣痹，可选加姜半夏、石菖蒲、远志、全瓜蒌、佛手、檀香等。

4. 心阳不振型用桂枝甘草龙骨牡蛎汤

症见心悸怔忡，胸闷喜按，动则短气，形寒肢冷，舌苔薄白，质淡，脉细弦或结代。治用桂枝甘草龙骨牡蛎汤以温阳宁心，可选加附子、淫羊藿、党参、黄芪等。

5. 寒凝心脉型用麻黄附子细辛汤

症见心悸胸闷，胸痛隐隐，四肢不温，眩晕欲仆，舌苔薄白，舌质淡，脉沉迟。治用麻黄附子细辛汤温阳散寒，可选加黄芪、淫羊藿、鹿角片、补骨脂、枳壳等。

6. 气虚痰热型用半夏泻心汤

症见心悸胸闷、脘痞口苦，喉间如有物塞，烦热面赤，神疲乏力，舌苔黄腻，舌质淡，脉弦细滑或促。治用半夏泻心汤健脾养心、清热化痰，可选加枳壳、苦参、地龙、枣仁等。

7. 阴阳双亏型用炙甘草汤

症见心悸胸闷，短气乏力，口干咽燥，面色萎黄不华，眩晕目花，舌苔薄白，舌质淡，脉结代。治用炙甘草汤补阴阳，复心脉，可选加黄芪、附子等。

8. 心脉瘀阻型用当归四逆汤

症见心悸不安，胸部刺痛，口干不欲饮，唇甲青紫，面色黧黑，舌苔薄白，舌质紫黯，或舌边瘀斑，脉涩。治用当归四逆汤通脉化瘀，可选加川芎、丹参、葛根、红花等。

9. 心阴不足型用麦门冬汤

症见心悸心烦，眩晕烘热，夜寐不佳，口干咽燥，小便短赤，大便干结，舌苔薄黄或少苔，舌质红，脉细数或促。治用麦门冬汤滋阴养心，可选加生地黄、决明子、酸枣仁、枸杞子等。

10. 心血亏损型用当归芍药散

症见心悸心虚，头目眩晕，面色虚浮不华，夜寐梦来纷纭，视物昏花，舌苔薄白，舌质淡，脉弦细或结代。治用当归芍药散养血宁心，可选加熟地黄、阿胶、枸杞子、柏子仁等。

11. 阳虚水停型用真武汤

症见心悸胸闷，神疲短气，恶心口淡，颜面足胫虚浮，

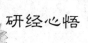

尿少便溏，畏寒肢冷，舌苔白滑，舌质淡胖，脉沉细。治用真武汤温阳利水。可选加黄芪、五加皮、党参、桂枝等。

12.心肾失交型用黄连阿胶汤

症见心悸而烦，夜寐不佳，口干咽燥，腰膝酸软，小便黄赤，夜尿频多，眩晕健忘，舌苔薄黄，舌尖红，脉细数或促。治用滋肾清心、交通心肾，方用黄连阿胶汤，可选加酸枣仁、麦冬、杜仲、枸杞子等。

13.气滞痰湿型用橘枳姜汤

症见心悸胸闷，善太息，恶心纳差，头身困重，口黏而干，舌苔白腻，舌质淡，脉弦滑。治用橘枳姜汤理气豁痰，可选加姜半夏、茯苓、杏仁、甘草、佛手、厚朴等。

〔中华中西医结合杂志，2005，5（3）：118。〕

❦ 张仲景治疗黄疸特色 ❦

黄疸以身黄、目黄、尿黄为主症。张仲景在《金匮要略》中首次将黄疸分为黄疸、谷疸、酒疸、女痨疸和黑疸五种，并创立了相应方剂，开创了临床辨治黄疸的先河。现就张仲景治疗黄疸的特色予以探讨，冀其更好地指导临床。

1.病机以邪实立论

现代临床认为，黄疸的病因有内外两个方面：外因多由感受外邪、饮食不节所致；内因多与脾胃虚寒、内伤不足有关。仲景则突出论述邪实致病的观点，其病邪主要有：

（1）湿邪

《金匮要略·黄疸病脉证并治》曰："黄家所得，从湿得之。"湿阻中焦，脾胃升降功能失常，影响肝胆疏泄，胆汁不循常道，泛溢肌肤而成黄疸。若湿阻日久，聚湿成痰，痰阻脉络，则变为痰饮实邪。

（2）热邪

热邪每与湿邪相合，形成湿热蕴蒸，胆汁外溢致黄；或热邪直犯肝体，肝血受灼，血热成瘀，瘀热伤肝而成黄疸。故《伤寒论》曰："阳明病，发热……渴引水浆者，此为瘀热在里，身必发黄。"

（3）瘀血

瘀血作为体内病理产物，虽可由多种原因引起，但若停滞于肝，肝失疏泄，胆汁外溢则成黄疸。瘀血往往与其他病邪合而为病，诸如与热相合为"瘀热"，与湿相合为"瘀湿"，与燥相合为"瘀燥"，与气郁相合为"瘀郁"等。

（4）气滞

气滞虽为无形之积，但属邪实之候。肝郁气滞，肝胆疏泄不畅，胆汁外溢致黄疸。气滞亦可与于其他病邪相合，如气滞血瘀，气滞郁热，气滞湿阻等。

2. 治疗以通利为大法

通利祛邪是仲景治疗黄疸的一大法则，成为仲景论治黄疸另一特色。归纳仲景运用通利法则，具体有以下数法。

（1）通表除黄法

通表除黄法用于阳黄兼表证，方如麻黄连轺赤小豆汤。方中麻黄、杏仁、生姜辛温宣发、解毒散邪，连轺、赤小豆、生梓白皮清热除湿退黄，炙甘草、大枣甘平和中。诸药合用，共奏解表散邪、清热除湿退黄之功。

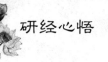

（2）通尿利湿法

此为黄疸正治之法，仲景谓"诸病黄家，但利其小便"。据热重于湿与湿重于热之不同，相应可选用茵陈蒿汤和茵陈五苓散。茵陈蒿汤中，茵陈蒿清热利湿使黄从小便而出，栀子清泄三焦而通调水道，大黄泻下使湿热壅遏之邪尽从大小便而出；茵陈五苓散中，茵陈清热利湿退黄，五苓散淡渗化气通尿，共奏通尿利湿、除热退黄之功。

（3）泻下通腑法

泻下通腑法用于热郁肝胆型黄疸，方如栀子大黄汤。方中大黄通腑泄热，栀子、豆豉清肝解毒，枳实助大黄通腑除积，全方具有泻下通腑、清热退黄之功。本法为仲景通利法则的基本方法，在"黄疸病篇"所列八方中，有四方用有大黄。大黄与不同药物配伍，起到不同的通利退黄作用。

（4）化瘀通脉法

化瘀通脉法用于瘀热阻脉型黄疸，方如大黄硝石汤。方中硝石配大黄化瘀通脉，黄柏、栀子清解郁热。盖因肝为藏血之脏，血脉丰富，其病最易血脉瘀阻。其症状表现为身目黄染，小便黄赤，右胁隐痛，面色黧黑，舌质红边有瘀斑，舌苔薄黄，脉弦涩等。

（5）滋润通结法

滋润通结法用于络燥瘀结型黄疸，方如猪膏发煎。证见黄疸日久，面色黧黑，形体消瘦，蜘蛛痣，口干不欲饮，大便干结难解，小便黄赤短少，舌质黯红或边有瘀斑，舌苔光，脉涩。仲景用猪膏利血脉、润燥结；乱发消瘀结，润大便，二药合用，共奏润燥养络、化瘀散结之功。本方之药目前已少用，但其法度运用甚广，笔者每以一贯煎加莪术、三棱、制大黄、炮山甲、土鳖虫等润燥化瘀。

（6）疏通气机法

疏通气机法用于肝胆郁滞型黄疸，方如大柴胡汤。证见右胁胀满，寒热时作，呕吐纳差，目黄尿赤，大便干结，舌质红，舌苔黄，脉弦滑。方中柴胡、枳实、大黄疏肝理气通脉，黄芩清泄郁热，半夏、生姜降逆泄浊，白芍柔肝，甘草和中，共奏疏肝理气、通脉退黄之功。

（7）祛痰通络法

祛痰通络法用于痰结血络型黄疸，方如硝石矾石散。证见黄疸日久，腹部胀满，右胁下有质软结块，大便溏泄，小便黄而量少，头身困重，胃纳不佳，舌质淡紫，苔白腻，脉弦涩。此为肝病日久，湿聚成痰，痰结肝络所致。方中硝石入血分，消瘀活络，矾石化湿祛痰，二药合用，共奏祛痰化瘀，通脉除黄之功。

〔浙江中医药学报，2005，29（5）：6。〕

❀ 痰饮眩晕的辨治 ❀

眩晕是内科临床常见病证，多以肝阳上亢、气血亏虚、肾精不足、痰饮内阻为病因病机。张仲景在《伤寒杂病论》中，对痰饮内阻所致的眩晕，创立了系列方剂，对目前临床仍有实用意义。笔者特就其辨治方法探讨如下。

1. 辨证以三焦定位

痰饮是水液代谢障碍而引起的病理产物，其形成与肺、脾、肾三脏密切相关。肺居上焦，主宣布津液、通调水道，

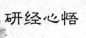

若肺失宣肃，津液不能输布，则停聚而成痰饮；脾居中焦，主运化水湿，若脾脏受病，运化不利，亦可使水湿不行，停聚而成痰饮，且脾胃同居中焦，互为表里，脾病及胃，或胃病及脾，均易形成共同的病理性痰饮；肾居下焦，主蒸化水液，若肾病蒸化无力，气化失司，即停蓄而为痰饮，且膀胱亦居下焦，与肾互为表里，同司津液之气化，若膀胱气化失司，亦易使水液停滞于膀胱。痰饮既成之后，易阻遏清阳之气上升于脑窍，故成眩晕之病。笔者认为，对眩晕的辨治，首要辨清眩晕的病因是痰饮，继则认定痰饮产生的病因是肺、脾、肾功能失常，因而应用三焦辨证定位为宜。

（1）上焦病——肺失宣肃，饮停胸胁

仲景谓："久咳数岁……其脉虚者必苦冒。其人本有支饮在胸中故也，治属饮家。"此邪犯肺脏日久，肺失宣肃，水液停滞，留于胸胁，阻遏清阳，故"苦冒"。冒者，即眩晕头昏也。

（2）中焦病——脾失运化，饮停心下

仲景曰："卒呕吐，心下痞，膈间有水，眩悸者，小半夏加茯苓汤主之。""若吐若下后，心下逆满，气上冲胸，起则头眩……苓桂术甘汤主之。"此系吐下损伤脾胃之阳，脾失健运，胃失和降而水液停滞成饮。

（3）下焦病——肾失气化，饮停脐下膀胱

仲景云："假令瘦人脐下有悸，吐涎沫而癫眩，此水也。"又曰："太阳病发汗，汗出不解……头眩，身𥆧动，振振欲擗地者，真武汤主之。"此皆下焦阳气受损受遏，肾与膀胱气化失司，水液停聚而成。

由上可见，三焦辨证定位，基本涵盖了痰饮内阻型眩晕的病因病机，为治疗提供了依据。

2.治疗以温通立法

痰饮的病理性质偏于阴寒，且其形成时多以阳气受损或受阻为基础，故仲景提出"病痰饮者，当以温药和之"，即以性温之品调和为主。综观仲景的制方用药，以辛温通补为大法。辛温通达上行，既能行饮升阳，又能温通助阳。归纳其治疗方法，主要有以下几种。

（1）温肺化饮法

温肺化饮法主治上焦肺寒型支饮眩晕。证见眩晕阵作，胸胁胀满，咯痰稀白，形寒肢冷，舌质淡，舌苔薄白腻，脉紧。方如仲景桂苓五味甘草汤。本方用桂枝、甘草辛温合阳以温肺散寒，五味子益气敛肺，茯苓甘淡化饮，诸药合用肺温饮祛，清阳上升，则眩晕得除。若重者，可选用茯苓五味甘草去桂加姜辛夏汤治之，以加强温肺化饮之功。

（2）肃肺行饮法

肃肺行饮法主治上焦肺逆型支饮眩晕。证见眩晕阵作，面热如醉，胸胁胀满，咳嗽气促，大便干结，舌质淡红，舌苔薄白腻，脉滑。此支饮停肺，肺气上逆，腑气不通。仲景用苓甘五味加姜辛半杏大黄汤治之。方中干姜、细辛温化痰饮，茯苓、半夏行饮燥湿，甘草、五味子益气敛肺，杏仁、大黄肃肺通腑。诸药合用使饮行痰消，腑气通顺，肺复肃降，则眩晕自除。

（3）温脾化饮法

温脾化饮法主治中焦脾虚水停型眩晕。证见眩晕以起床时为甚，心下逆满，头重而昏，神疲乏力，形寒肢冷，大便溏泄，舌质淡胖，舌苔白腻，脉细滑。此为脾虚失运，

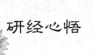

水饮内停，阻遏清阳所致。仲景用苓桂术甘汤主之。方用茯苓淡渗利水，白术健脾燥湿，炙甘草健脾益气，桂枝温通脾阳。全方共奏温运脾阳、利水化饮之功。

（4）通阳化气法

通阳化气法主治下焦水阻阳遏型眩晕。证见头目眩晕，小腹悸动，小便量少，频吐涎沫，舌质淡红，舌苔薄白腻，脉弦紧。此系下焦阳气受遏，膀胱气化失司，水湿停滞膀胱所致。仲景用五苓散治之。方中桂枝通阳化气行水，白术健脾燥湿，猪苓、茯苓、泽泻利水渗湿，全方共奏通阳化气、利水渗湿之功。阳通水利，则清阳上升而眩晕得愈。若本证无小腹悸动、脉紧等阳气受阻症状，可用泽泻汤利水除饮以消眩晕。

（5）温肾利尿法

温肾利尿法主治下焦肾虚水停型眩晕。证见头目眩晕，耳鸣耳聋，尿频量少，肢体抖动，畏寒肢冷，或下肢浮肿，舌质淡胖，舌苔白腻，脉沉细。此肾阳不足，肾失气化，水停下焦所致。仲景用真武汤治之。方中附子辛热以壮肾阳，使水有所主；白术燥湿健脾，使水有所制；生姜化饮散水，茯苓渗利水湿，芍药敛阴行水，共奏温肾利尿之功。若伴有健忘、腰酸乏力等肾之阴阳并虚者，可用八味肾气丸治之，以滋阴温阳、利尿化饮。

综观上述，仲景对痰饮型眩晕的治疗用药，有其明显的特点：一是多用温散忌用潜降，因温散能化痰饮、升阳气，潜降易致阴滞痰阻而更使清阳不升进而眩晕加重；二是多用辛温少用甘温，因辛温能通补助阳以行饮除痰，甘温易呆滞气机而致痰湿停滞，故仲景治本类眩晕不用人参、黄芪等甘温补气之品；三是上、中、下三焦温阳有别，上焦温阳多用细辛、干姜、桂枝等，中焦温阳多用桂枝、白术、生姜等，下焦温阳多用附子、肉桂等。

〔中医药学刊，2005，23（11）：2068。〕

《伤寒杂病论》痰饮眩晕治法与临床运用

眩晕是内科临床的常见病证，目前多从肝阳上亢、气血亏虚、肾精不足、痰湿中阻论治。在张仲景所著的《伤寒杂病论》中，特别重视痰饮内阻所致的眩晕，其辨证和方药自成一体。后世朱丹溪对此十分推崇，提出"无痰不作眩"，并从仲景侧重于寒性痰饮发展为以痰火立论，使痰眩证治更趋完备。故《医学从众录·眩晕》曰："仲景以痰饮立论，丹溪以痰火立论。"

1. 痰饮眩晕的发病机理

痰饮是水液代谢障碍而产生的病理产物。其形成与肺、脾、肾三脏密切相关。肺居上焦，主宣布津液、通调水道，若肺失宣肃，津液不能输布，则停聚而成痰饮；脾居中焦，主运化水湿，若脾脏受病，运化不力，则水湿不行，停而成痰饮，且脾胃互为表里，同居中焦，脾病及胃，或胃病及脾，均易形成共同的病理性痰饮；肾居下焦，主蒸化水液，若肾病蒸化无力，易停而为痰饮，且膀胱亦居下焦，与肾互为表里，同司津液之气化，若膀胱气化失司，亦易使水液停滞成饮。

2. 痰饮眩晕的临床特征

眩是眼花，晕是头晕。二者多同时出现，故统称为"眩晕"。张仲景又称之为"冒""癫眩"。痰饮型眩晕发作

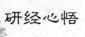

的同时，多兼有痰湿水饮内阻之症，诸如头重如裹、胸胁满闷、脘痞恶心甚或呕吐、多涎沫、肢体困重、形体不温、昏昏欲睡、大便溏泄、小便量少、口干不欲饮、少腹悸动、脘腹有振水音、胃纳不佳，舌质淡、舌苔白腻、脉濡滑等。眩晕的病位在脑，脑为奇恒之腑，位于颅内，由髓汇集而成，为巅顶至高之处，五脏六腑之精气，皆上于脑，以供养"元神"。既病痰饮之后，若阻遏清阳之气上升于脑窍，进而五脏六腑之精气不能充养"元神"，则成眩晕之病。

3. 痰饮眩晕的辨证方法

根据痰饮形成的机理，仲景采用的是三焦辨证方法。

（1）上焦辨肺

饮停胸胁，为上焦病。病由肺失宣肃所致。《金匮要略·痰饮咳嗽病脉证并治》曰："久咳数岁……其脉虚者必苦冒。其人本有支饮在胸中故也，治属饮家。"此邪犯肺脏日久，肺失宣肃，水液停滞胸胁，阻遏清阳，故"苦冒"。

（2）中焦辨脾

饮停心下，为中焦病。病由脾失运化所致。《金匮要略·痰饮咳嗽病脉证并治》曰："卒呕吐，心下痞，膈间有水，眩悸者，小半夏加茯苓汤主之""心下有痰饮……目眩，苓桂术甘汤主之。"此系吐下损伤脾胃之阳，脾失健运而致水饮停滞。

（3）下焦辨肾

饮停脐下，为下焦病。病由肾失气化所致。《金匮要略·痰饮咳嗽病脉证并治》曰："假令瘦人脐下有悸，吐涎沫而癫眩，此水也，五苓散主之"。《伤寒论》82条曰："太阳病……头眩，身瞤动，振振欲擗地者，真武汤主之。"此皆下焦阳气受损或受遏，肾与膀胱气化失司，水液停聚而成。

上述的三焦辨证定位，基本概赅了痰饮型眩晕的病因病机，起到了提纲挈领的作用。

4.痰饮眩晕的治疗方法

痰饮的病理性质偏于阴寒，且其形成时多与阳气受损或受阻有关，故仲景提出"病痰饮者，当以温药和之"，即以性温之品调和为主。综观仲景制方用药，以辛温通补为大法。因辛温通达上行，既能行饮升阳，又能温通助阳。按照三焦辨证之定位，相应有以下治法。

（1）温肺化饮法

温肺化饮法主治上焦肺寒型支饮眩晕。证见眩晕阵作，胸胁胀满，咯痰稀白，形寒肢冷，舌质淡，舌苔薄白腻，脉紧。方如桂苓五味甘草汤。本方用桂枝、甘草辛温合阳以温肺散寒，五味子益气敛肺，茯苓甘淡化饮，合用则肺温饮祛，清阳上升而眩晕得除。若本证重者，可选用桂苓五味甘草去桂加姜辛夏汤治之，以加强温肺化饮之功。

（2）肃肺行饮法

肃肺行饮法主治上焦肺逆型支饮眩晕。证见眩晕阵作，面热如醉，胸胁胀满，咳嗽气促，大便干结，舌苔薄白腻，舌质淡红，脉滑。此支饮停肺，肺气上逆，腑气不通所致。仲景用苓甘五味加姜辛半杏大黄汤治之。方中干姜、细辛温化痰饮，茯苓、半夏行饮燥湿，甘草、五味子益气敛肺，杏仁、大黄肃肺通腑。诸药合用使其饮行痰消，腑气通顺，肺复肃降，则眩晕自除。

（3）降胃行饮法

降胃行饮法主治中焦饮阻胃逆型眩晕。证见眩晕呕吐，

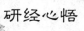

胃脘痞满，头重如裹，胃纳不佳，舌苔薄白腻，舌质淡，脉滑。此系胃失受纳，水饮停滞胃阳所致。仲景用小半夏加茯苓汤治之。方中半夏、生姜化饮降逆，茯苓健胃行饮，全方共奏降胃行饮之功。饮祛胃和，则眩晕消除。

（4）温脾化饮法

温脾化饮法主治中焦脾虚水停型眩晕。证见眩晕以起床时为甚，心下逆满，头重而昏，神疲乏力，形寒肢冷，大便溏泄，舌苔白腻，舌质淡胖，脉细滑。此为脾虚失运，水饮内停，阻遏清阳所致。仲景用苓桂术甘汤主之。方用茯苓淡渗利水，白术健脾燥湿，炙甘草健脾益气，桂枝温通脾阳。全方共奏温运脾阳、利水化饮之功。

（5）通阳化气法

通阳化气法主治下焦水阻阳遏型眩晕。证见头目眩晕，小腹悸动，小便量少，频吐涎沫，舌苔薄白腻，舌质淡红，脉弦紧。此系下焦阳气受遏，膀胱气化失司，水湿停滞膀胱所致。仲景用五苓散治之。方中桂枝通阳化气行水，白术健脾燥湿，猪苓、茯苓、泽泻利水渗湿，全方共奏通阳化气、利水渗湿之功。阳通水利，则清阳上升而眩晕得愈。若本证无小腹悸动、脉紧等阳气受阻症状，可用泽泻汤利水除饮以消眩晕。

（6）温肾利尿法

温肾利尿法主治下焦肾虚水停型眩晕。证见头目眩晕，耳鸣耳聋，尿频量少，肢体抖动，畏寒肢冷，或下肢浮肿，舌苔白腻，舌质淡胖，脉沉细。此肾阳不足，肾失气化，水停下焦所致。仲景用真武汤治之。方中附子辛热以壮肾阳，使水有所主，白术燥湿健脾，使水有所制，生姜化饮散水，茯苓渗利水湿，芍药敛阴行水，共奏温肾利尿之功。

若伴有健忘、腰酸乏力等肾之阴阳并虚者，可用八味肾气丸治之，以滋阴温阳、利尿化饮。

综观仲景治疗痰饮型眩晕的治法用药，其特点为：一是多用温散、忌用潜降，因温散能化痰饮、升阳气，潜降易致阴滞痰阻而更使清阳不升、眩晕加重；二是多用辛温少用甘温，因辛温能通补助阳以行饮除痰，甘温易呆滞气机而致痰湿停滞，故仲景治本类眩晕不用人参、黄芪等甘温补气之品；三是上、中、下三焦温阳有别，上焦温阳多用细辛、干姜、桂枝等，中焦温阳多用桂枝、白术、生姜等，下焦温阳多用附子、肉桂等。

5.临床运用

病案 1

患者，女，42 岁。2004 年 12 月 19 日初诊。

主诉：眩晕 2 个月。

现病史：患者 2 个月前因感冒咳嗽发热，经输液抗菌消炎 3 天后发热退，但咳嗽仍作，继而出现眩晕头重，昏昏欲睡，形寒肢冷，胸胁胀满，咳嗽咯痰稀白量少，咳甚时晨起面目虚浮。前医先投止咳散加减而咳嗽稍减但眩晕不减，继而投半夏白术天麻汤加减而眩晕反增。舌苔薄白腻，舌质淡红，脉细滑。曾摄胸片提示支气管炎，脑 CT 无殊，心电图正常，血、尿常规均无异常。

辨证：肺寒型支饮眩晕。

治法：温肺化饮。

方药：茯苓五味甘草去桂加姜辛夏汤加减。

茯苓 20g，五味子 5g，炙甘草 5g，桂枝 8g，姜半夏 5g，石菖蒲 10g，杏仁 12g，枳壳 10g。3 剂，每日 1 剂，水煎服，上、下午各 1 次。

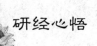

3 剂后复诊，眩晕减半，咳嗽咯痰消失，余症皆瘥，原方减杏仁加陈皮 10g，继进 3 剂而愈。

按：本案起因外邪犯肺，肺失宣肃，水饮停滞胸胁，阻遏清阳上升于脑，故有眩晕之变。投止咳散外感祛但痰饮仍阻，故咳嗽减而眩晕不除。半夏白术天麻汤系燥湿降逆平肝之剂，与本病痰饮内阻、清阳不升之病机相悖，故用之无效。方中用仲景茯苓五味甘草去桂加姜辛夏汤温肺化饮，复加桂枝以增强温阳散寒之功，加用石菖蒲、枳壳化痰行气开窍，杏仁肃肺化痰，共奏温肺升阳、燥湿化饮之功。

病案 2

患者，男，70 岁。2005 年 1 月 13 日初诊。

主诉：眩晕 3 个月。

现病史：患者近 3 个月来出现眩晕，有一过性欲仆感，步履蹒跚，无晕厥及四肢震颤。查血压在（150～170）/（92～96）mmHg 之间，脊柱摄片示颈椎及腰椎增生，脑 CT 无殊，颈颅多普勒示椎–基底动脉供血不足，心电图示 T 波变化，血尿常规正常。西医拟诊为高血压、脑动脉硬化、退行性脊椎增生，经葛根素、参麦注射液静滴，口服珍菊降压片、脑复康、镇脑宁、银杏叶片，及汤剂镇肝熄风汤、杞菊地黄丸加减而症状未减轻。刻下症状：眩晕欲仆，头昏耳鸣、步履不正，腰膝酸软，肢冷不温，尿频量少，足踝部轻度凹陷性水肿，舌苔白腻，舌质淡，边有齿印，脉弦细滑。

辨证：肾阳不足，水饮内阻型眩晕。

治法：温肾壮阳、利水化饮。

方药：金匮肾气丸加减。

附子 10g（先煎），肉桂 5g，熟地黄 20g，山茱萸 12g，淮山药 30g，茯苓 20g，泽泻 12g，牡丹皮 10g，杜仲 15g，怀牛膝 15g，白芍 30g，威灵仙 30g。5 剂，每日 1 剂，水煎服，上、下午各服 1 次，并同时服用珍菊降压片。

5 剂后复诊，眩晕略减，尿量增多，尿频减轻，足踝部水肿消退，余症依然，原方去白芍加淫羊藿 15g。

7 剂后诸证明显减轻，后以此方稍作加减，续服 30 剂而诸症基本消失。

按：本案年届古稀，肾虚乃生理衰退所致。肾虚主骨不能，骨失强壮，故颈椎、腰椎肥大增生；肾阳不充，气化失司，水饮内生，阻遏清阳上升脑窍，故有眩晕之变。前医虑其血压增高为肝阳上亢证，投用镇潜、滋养之剂，反而呆湿遏阳，故不效。案中眩晕耳鸣、腰膝酸软、肢冷不温为肾阳不足之证，而水饮内阻的特征性症状是头昏欲仆、步履不正、尿少足肿、舌苔白腻、脉弦细滑。金匮肾气丸温肾壮阳，化气行水，加用杜仲、怀牛膝温肾强腰，重用白芍 30g 与茯苓、泽泻相配，以增加行水化饮之功。复诊时水饮已减，故弃白芍不用，增淫羊藿进一步温肾壮阳以治病本。

6.小结

综上所述，张仲景对痰饮内阻型眩晕的辨治，采用三焦辨证方法。上焦病的常见证型是肺寒支饮眩晕和肺逆支饮眩晕，分别运用温肺化饮之桂苓五味甘草汤和苓甘五味加姜辛半杏大黄汤；中焦病的常见证型是饮阻胃逆眩晕和脾虚水停眩晕，分别选用降逆行饮之小半夏加茯苓汤和温脾化饮之苓桂术甘汤；下焦病的常见证型是水阻阳遏眩晕和肾虚水停眩晕，分别使用通阳化气之五苓散和温肾利尿之真武汤或肾气丸，且忌用甘温补气、滋养镇潜之药。张仲景的这一辨治方法，对临床很有指导意义，且可直接运

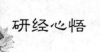

用于临床，值得重视。

〔中医研究，2006，19（7）：9-11。〕

《伤寒杂病论》脾约之探析

脾约之名，首见于张仲景《伤寒杂病论》。《伤寒论》247 条和《金匮要略·五脏风寒积聚病脉证并治》有相同的条文："趺阳脉浮而涩，浮则胃气强，涩则小便数；浮涩相搏，大便则硬，其脾为约，麻子仁丸主之。"后世医家将"其脾为约"定义为脾约证。笔者管见，仲景所述脾约，并非病证名，意为脾气壅滞之病机，由此引起的病证有多种，方药有多类，特探析如下。

1. 脾约的基本含义

脾约是各种病因引起脾气壅滞的病机概括。脾的运化升清功能是脾气的主要功能表现。若脾气壅滞，则主要表现为水津运化和气机升降失常二大病理变化。麻子仁丸所治便秘，系脾气壅滞，不能输布津液于胃肠而致便秘。然脾气壅滞并非便秘一证，尚可引发其他脏腑病证。

（1）脾约的病位属脾

脾胃同居中焦腹部，互为表里。脾主运化升清，胃主受纳传导，共同完成食物的消化吸收。脾胃之气为一身气机之枢纽。若各种原因导致脾胃气机受阻，则会形成脾气壅滞或胃气阻滞的各类病证。脾气的运化输布功能，主为胃行其津液，润泽大便。若脾气壅滞，不能为胃输布津液，则成肠燥便秘之证。虽病标在胃，而病本在脾。仲景在《金匮要略》中将"脾约"列入"五脏风寒积聚病篇"，与肺、肝、心、肾等四脏病并列，说明"脾约"属于脾病，而非单纯的胃气阻滞、传导不利之病证。

（2）脾约的病机在"约"

要正确解释"脾约"，必须明确"约"的含义。"约"的词性有动词、副词、形容词等，此处宜作动词。如《诗经·小雅·斯干》之"约之阁阁"，《考工记·匠人》之"凡任索约"，《仪礼·既夕礼》之"约绥约辔"，《说文解字》解释为"缠束也"。《周礼·司约》"言语之约束也"和《论语》"约我以礼"也为束缚、约束之意。古代尚有约挡（阻挡）、约住（止住）、约水（拦水）的用法，均可引申为缠束、壅滞之义。结合脾的生理病理，即可定义为脾气壅滞，不能发挥正常输布水津和气机升发的生理功能，引发脾失健运，气机受阻的各种病证。

（3）脾约的病性为实

"脾约"可由外感、情志、饮食、劳倦等病因所致。其基本病机是脾气壅滞，由此继发的病理变化有水饮停蓄、燥热内盛、饮食积滞、胆汁外溢等表现为实证的病理特性。但脾为太阴湿土，易虚易寒，临床上常表现为脾虚气弱、脾阳不振的病理症状，但其内在极易隐匿脾气壅滞的实性病理，形成虚实相兼的复杂属性。这就是临床运用补气补阳类药物治疗脾虚证时需适当加行气理脾类药物的原理所在。这也提示脾气壅滞病机的普遍存在。

2. 脾约的常见病证

整理归纳《伤寒杂病论》有关脾气壅滞所引发的病证，除"脾约"便秘外，常见有以下6种。

（1）消渴

消渴有多种病因病机。脾气壅滞引发的消渴，早在《内经》中已有述及。《素问·奇病论》曰："此肥美之所发也，此人必数食甘美而多肥也，肥者令人内热，甘者令人中满，故其气上溢。转为消渴。"意为醇甘厚味阻滞脾气，郁而化热致渴。仲景论述消渴病时曰："趺阳脉浮而数，浮即为气，数即消谷而大坚，气盛则溲数，溲数即坚，坚数相搏，即为消渴。"其病机与麻子仁丸病机类似。证见口渴多食，脘腹胀满，形体肥胖，大便干结，舌苔黄，舌质红，脉浮数。

（2）聚证

积为血分之病，聚为气分之证。《金匮要略·水气病脉证并治》曰："心下坚，大如盘，边如旋盘，水饮所作，枳术汤主之。"此由情志所伤，饮食失节致脾气壅滞，运化不利致水饮停聚形成的聚证，与仲景所述桂枝去芍药加麻黄细辛附子汤证有类似之处。仲景明确其为"气分"之病，亦即脾气壅滞所致。证见腹部胀满，时有肿块攻撑游走，表面光滑，时聚时散，大便或干或溏，胃纳不佳，舌苔白腻，舌质淡，脉细滑。

（3）黄疸

黄疸有阴黄、阳黄之分。其中阴黄多为寒湿内侵，脾气壅滞致肝失疏泄，胆汁外溢引起。《金匮要略·黄疸病脉证并治》曰："趺阳脉紧为伤脾。风寒相搏，食谷即眩，谷气不消，胃中苦浊，浊气下流，小便不通，阴被其寒，热流膀胱，身体尽黄，名曰谷疸。"《伤寒论》195条曰："阳明病，欲作谷疸，虽下之，腹满如故，所以然者，脉迟故也。""脉迟""腹满"乃寒湿困脾，脾气壅滞所致。《伤寒论》259条明确指出："伤寒发汗已，身目为黄，所以然者，以寒湿在里不解故也。以为不可下也，与寒湿中求之。"证见黄疸晦暗，脘腹胀满，胃纳不佳，大便溏泄，肢体困重，畏寒无力，舌苔白腻，舌质淡，脉濡细迟。

（4）奔豚气

仲景所述奔豚气，其病机主要有肝郁气逆，胃寒上冲，脾虚水饮等不同。《伤寒论》67 条云："伤寒若吐若下后，心下逆满，气上冲胸，起则头眩，脉沉紧，发汗则动经，身为振振摇者，茯苓桂枝白术甘草汤主之。"即为吐下后损伤脾阳，脾气壅滞失运，水饮内停引发，其中"心下逆满"为脾气壅滞特有症状。证见脘腹胀满，时有气流从少腹上冲心下胃脘，情绪紧张，形寒肢冷，舌苔薄白滑腻，舌质淡，脉迟紧。

（5）腹满

腹满是以腹部胀满为主要自觉症状的病证，仲景设专篇专病论述。在《金匮要略·腹满寒疝宿食病脉证》中，腹满病因虽寒热虚实之不同，但均有脾气壅滞的共性病机。多数方剂都使用了厚朴、枳壳等行气理脾药。《伤寒论》66 条曰："发汗后，腹胀满者，厚朴生姜半夏甘草汤主之。"此因汗后脾气耗伤，因虚致滞，脾气壅于腹。虚实相兼导致的腹满，是内伤杂病中最为常见的类型。证见腹部胀满，胃纳不佳，大便溏泄，神疲短气，舌苔薄白，舌质淡，脉细弱。

（6）水肿

水肿有阴水、阳水之分，阴水多为脾肾虚损病变。《金匮要略·水气病脉证并治》曰："脾水者，其腹大，四肢苦重，津液不生，但苦少气，小便难。"脾主四肢，脾病则水湿潴留于四肢皮肤，故仲景将皮水归类于脾病。"皮水为病，四肢肿，水气在皮肤中，四肢聂聂动者，防己茯苓汤主之。"脾水与皮水均由外邪伤脾，脾气受损，气滞水停而引发水肿。证见水肿以四肢和腰以下为甚，按之凹陷不

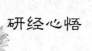

起，脘腹胀满，纳差便溏，面色萎黄，神疲乏力，小便短少，舌苔白腻，舌质淡，脉沉细缓。其他尚有胃反、下利、短气、血痹、眩晕等病证与脾气壅滞的病机相关，此间不一一累述。

3. 脾约的常用治法

行气理脾是"脾约"治疗的基本方法。根据形成"脾约"的不同病因和脾气壅滞引发的不同病证，仲景制定了多种综合性的方法药剂，整理归纳相关内容，主要有以下6种方法。

（1）行气养阴润燥法

行气养阴润燥法用于气滞阴虚燥热型便秘、消渴。方如麻子仁丸，行气用厚朴、枳实，养阴润燥用白芍、火麻仁、杏仁，泻热通下用大黄。方中可酌加生地黄、麦冬、天花粉养阴生津，决明子、瓜蒌润下导滞。诸药合用共奏行气理脾、养阴润燥之功。

（2）行气健脾消聚法

行气健脾消聚法用于气滞脾弱饮停型聚证。方如枳术汤，方中枳实行气导滞，白术健脾化饮，药虽二味，但示人以法则，可酌加桂枝、木香温通行气，茯苓、泽泻、陈皮燥湿化饮，以增强行气导滞、健脾化饮之功。

（3）行气利水退黄法

行气利水退黄法用于气滞寒湿型黄疸。方如茵陈五苓散，方中茵陈利湿退黄，桂枝温通脾气，白术、茯苓、泽泻、猪苓健脾利水。此方宜用于阴黄初期者，若病久伤脾更甚，气滞湿困较重者，则可用后世茵陈术附汤加枳壳、郁金、厚朴、陈皮等理气运脾之品施治。

（4）行气温脾平冲法

行气温脾平冲法用于脾虚气滞饮停型奔豚气。方如苓桂术甘汤，方中桂枝温脾行气，白术、茯苓、甘草淡渗化饮，平降冲气。若脾气壅滞重者，可选用《医学心悟》奔豚丸。方中附子、肉桂温运脾之阳气，川楝子、橘核、荔枝核、小茴香、木香行气理脾，茯苓、吴茱萸降逆调气。诸药合用共奏温阳理气、降逆平冲之功。

（5）行气补脾除满法

行气补脾除满法用于脾虚气滞型腹满。方如厚朴生姜甘草人参汤，方中人参、甘草补脾益气，厚朴、生姜行气消胀，半夏和胃。本方补消共用，脾胃双调，是虚实互兼型腹满的常用治法。后世香砂六君子丸、异功散治疗脾胃病均师法于此。

（6）行气通脾消肿法

行气通脾消肿法用于气滞湿阻型水肿。方如防己茯苓汤，方中防己、桂枝行气通脾利水，黄芪、茯苓、甘草健脾运水。全方共奏行气通脾、化湿退肿之功。后世《济生方》实脾饮，治疗脾阳不振所致阴水，方用附子、干姜温通脾阳，白术、茯苓、炙甘草、大枣健脾利水，厚朴、木香、草果、槟榔、木瓜、生姜等大队行气理脾药以消除脾气壅滞。

4. 脾约的类证鉴别

脾约的病理实质是脾气壅滞，属于气机病变。

首先应与肝气郁积相鉴别。肝主疏泄，调畅气机，位居胁部。病因方面，肝气郁积多为情志所伤，而脾约多伤于外感、饮食；病位方面，肝气郁积多表现为两胁胀满或

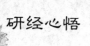

疼痛，脾约多自觉腹部胀满；兼有症状方面，肝气郁积多伴有心烦易怒、多思善虑、夜寐不佳等情志失调症状，脾约则多伴见纳差乏力、大便异常、肢体酸楚等消化系统症状；治疗方面，肝气郁积宜疏肝解郁，方如四逆散，脾约宜行气理脾，药如厚朴、枳实之属。

其次应与胃气阻滞鉴别。脾胃位居中焦，互为表里。胃气阻滞表现多为胃脘部胀闷疼痛，伴有恶心、嗳气、反酸等胃浊上逆症状。脾约则以全腹胀满或疼痛为主，伴有大便异常、短气乏力等脾气不升症状。治疗上，两者均适宜厚朴、枳实等理气导滞类药物，前者宜加入半夏、陈皮等降逆和胃药，后者多配合白术、桂枝、茯苓等健脾温通之类。叶天士《临证指南医案》谓"白术乃太阴脾药"，不宜用于阳明胃土，亦说明脾胃用药存在的差异。但脾胃功能的互补性和依存性较强，两者常兼顾为宜。

5. 结语

"脾约"是脾气壅滞的病机概括，而非便秘之病证名。张仲景对"脾约"导致的病证有较为全面的论述，并创立了行气理脾的基本治法和各病证相关的综合治法，形成了系列方剂。"脾约"所致病证在临床中广泛存在，深入研究张仲景的"脾约"理论，对完善脏腑病机学说，提高疑难病临床疗效具有重要意义。

〔浙江中医杂志，2013，48（10）：703-705。

合作者鲍平波。〕

仲景消渴学说在糖尿病治疗中的运用

糖尿病是由于胰岛素分泌缺陷和（或）胰岛素作用缺

陷所引起的一组以慢性血葡萄糖水平增高为特征的代谢疾病群，以多饮、多食、多尿、形体消瘦（即三多一少）为主要症状，属中医"消渴"范畴。张仲景所著《金匮要略》中有"消渴小便不利淋病脉证并治"专篇论述，并在其他篇章中亦有较多散在涉及消渴诊治的内容。笔者在临床中体会到，这些论述仍对目前临床糖尿病的辨治有很大的指导意义和实用价值，特浅述如下。

1. 仲景消渴学说的基本特点

仲景论治消渴病证，有丰富的理论内涵。仲景以口渴为主要症状，突出津液代谢障碍为病理基础，采取消渴专病和口渴兼证为诊治范畴，创立系统治疗方剂为联合主线，形成相对系统完整的消渴学说。津液主润五脏六腑，四肢百骸，特别是五官口舌。津液充沛，输布正常，则口不渴舌不燥，反之则口渴舌燥。仲景对津液生成代谢的理论认识，渊源于《素问·经脉别论》："饮入于胃，游溢精气，上输于脾，脾气散精，上归于肺，通调水道，下输膀胱，水精四布，五脏并行。"清·邹澍释曰："饮入于胃，分布于脾，通调于肺，流行于三焦，滤于肾。……水者，节制于肺，输行于脾，敷于肾，通于三焦、膀胱。"人体的津液通过脾胃对水饮的受纳运化，上输于肺，通过肺气的宣发布散全身，肺气的肃降下归膀胱，其间有赖肾的温运蒸腾和气化将津液敷布全身，将有余的水液通过膀胱排出体外，并借助三焦气化和肝气疏泄功能保持水道的通畅，形成津液生成代谢的生理系统。

病理上，外邪内侵，或脏腑内伤，影响津液生成代谢相关脏腑的生理功能。诸如燥热伤津、肺胃阴虚、肺脾气虚、肾中阴阳不足、肝失疏泄等，都会导致津液生成代谢

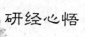

异常而出现口渴症状。综观仲景对消渴病机的认识，可分为虚实二端。实者，有燥热耗津、湿热壅津、气郁滞津、阳遏凝津、瘀血阻津。虚者，又可分为本体不足和功能受损二类，前者以胃津亏损、肺胃阴虚、肾阴不足为多，后者以肺脾气虚，脾肾阳虚为主。临床上可有虚实相兼、多脏同病、寒热交错、水瘀并蓄的复杂病机，治疗上也相应法多药众，随机应变。

2. 仲景消渴学说的病机分类

仲景消渴学说，对消渴病机的认识，既有"阴虚为本、燥热为标"的基本病机的揭示，又有上、中、下"三消"辨证的雏形，更有目前临床糖尿病常见的七种病机类型。

（1）燥热内盛

燥热内盛是糖尿病早中期最常见和最基本的病机。燥热可由外感所引起，也可因于内伤，容易伤阴耗津。阴虚包含津亏，可源于先天真阴亏虚，也可源于后天失养伤阴。临床上以多饮、多食、烦热、消瘦、舌苔黄、舌质红、脉滑细数为症状特征。燥热内盛与阴津虚损互为因果，燥热易耗阴津，阴虚更助燥热。阴虚以肺胃肾为主，燥热以盛于肺胃为多，津亏以胃津受损常见。白虎加人参汤即为燥热内盛、胃津亏损而设。

（2）气阴双亏

气阴双亏，一般由燥热阴虚型糖尿病转化而来。因燥热日久耗气，更因多饮、多尿耗伤脾肾之气，形成燥热渐退而气阴双亏显露。临床上以口渴多饮、尿频量多、神疲乏力、动则气短、舌苔薄黄或光剥、舌质偏红、脉虚细数为症状特征。仲景在《金匮要略·肺痿肺痈咳嗽上气病脉证治》论述肺痿从消渴而来，意即消渴合并气阴双亏型肺痿，用麦门冬汤养阴益气，润肺和胃。

（3）阴阳并虚

阴阳并虚是中晚期糖尿病的终极病机。该证由日久阴损及阳，或辨治不当致使苦寒伤阳，渐至肾中精气匮乏、肾之阴阳并虚。临床上以多饮多尿、小便清长、形体瘦削、畏寒肢冷、眩晕目花、舌苔薄白、舌质淡、脉细弱为症状特征。故仲景创立八味肾气丸专治阴阳并虚型消渴病。此型患者易产生痰浊、瘀血等病理产物，可并发水肿、关格、真心痛等危重病证。

（4）水湿内停

水湿泛指水饮痰湿，可由津液停滞所致，为阴寒之邪。仲景所述水湿导致的消渴，其成因有二：一是阳气阻遏，三焦、膀胱气化失司，致使水津不布而口渴，如五苓散证；二是阳气不足，温运不能，津不上乘而口渴，如真武汤证和苓桂术甘汤证，以口渴饮水不多、形体偏胖、身重形寒、尿频不畅、舌苔白腻、质淡胖、脉沉细滑为症状特征。本证为水湿有余与津液不足并存的矛盾病理，应善于抓住疾病本质。

（5）气机郁滞

该证由情志怫郁，气机郁滞，不能行其津液，日久化火而成。此病机早在《灵枢·五脏》已有论述，称之为"消瘅"。仲景小柴胡汤治少阳病，内有"口渴"症状，从内伤病机角度分析，此属肝气郁滞，郁火内生所致。再有胃肠气滞、燥热内生而成消渴，如仲景曰："趺阳脉浮而数，浮即为气，数即消谷而大坚；气盛则溲数，溲数则坚，坚数相搏，即为消渴。"此条与脾约麻子仁丸证病机类似，内有厚朴、枳实行气导滞之品。临床上以口渴多饮、胸胁

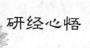

胀满、急躁易怒、大便干结、舌苔薄黄、舌质红、脉弦滑为症状特征。

（6）瘀血内阻

津血同源同行，久病生瘀，或气滞血瘀，或寒凝致瘀，或气虚成瘀，或血燥致瘀，瘀阻脉络，津液不行而成消渴。故仲景曰"病者如热状，烦满，口干燥而渴，其脉反无热，此为阴伏，是瘀血也，当下之"，方如大黄䗪虫丸。临床上以口渴不欲饮、面色黧黑、肌肤甲错、或卒中偏枯、或胸满心痛、舌苔薄白、质紫黯、舌下静脉曲张、脉弦涩为症状特征。

（7）湿热蕴结

湿热外侵，或厚味呆脾、酿湿化热，或消渴大量饮水，日久蕴成湿热，阻遏三焦气化而成湿热型消渴。《金匮要略·消渴小便不利淋病脉证并治》有"脉浮发热，渴欲饮水，小便不利者，猪苓汤主之"，此即阴虚湿热所致消渴。从现代医学角度分析，本条为糖尿病合并肾病或尿路感染，以口渴多饮、胃纳一般、烦热困重、尿频混浊、舌苔黄腻、舌质红、脉滑数为症状特征。

3. 仲景消渴学说的方药运用

仲景对消渴的治疗，有消渴病专篇论述，而更多的方剂药物分散在其他外感病和内伤杂病篇章中。笔者对其整合归类，主要有以下七种方法，适用于各种证型糖尿病的治疗。

（1）清热润燥

清热润燥法用于燥热内盛型消渴，以白虎加人参汤为代表方剂。方中石膏配知母清热润燥，人参配石膏生津益胃，知母合人参增强滋阴除热之功，人参意在养阴求助补气，即阳中求阴，而非单纯取其补气之功，甘草、粳米调和胃气。如谭漪等运用本方治疗 20 例 2 型糖尿病，其改善症状和降低血糖的总有效率达 80%。

（2）益气养阴

益气养阴法用于气阴双亏型消渴，以麦门冬汤为代表方剂。方中麦门冬养阴润燥，人参补气生津，甘草、大枣、粳米健胃生津，半夏降逆和胃。如卢晨等运用本方结合西药治疗糖尿病伴胃轻瘫 28 例，并设对照组 24 例，降血糖和改善胃部症状总有效率达 89.3%，差异有显著性。综观仲景对本法的药物使用，补气可加用黄芪、苍术、白术、山药等，养阴生津可加用瓜蒌根、地黄、阿胶等。

（3）调补阴阳

调补阴阳法用于阴阳并虚，肾中精气匮乏型消渴，以八味地黄丸为代表方剂。方中附子、肉桂温补肾阳，地黄、山药、山茱萸、牡丹皮、茯苓、泽泻滋养肾阴、益肾填精。如刘得华运用本方治疗 62 例 2 型糖尿病，血糖和糖化血红蛋白均有明显降低，胰岛素及 C 肽水平有明显提高，总有效率达 77.42%。

（4）通阳利水

通阳利水法用于水湿内停型消渴，以五苓散为代表方剂。方中桂枝通阳化气，猪苓、茯苓、泽泻、白术利水燥湿、运脾布津。本法是对《内经》"辛以润之"法则的运用，通过桂枝之辛温，温化阴寒之水湿，蒸腾津液以上润。如简小兵用五苓散治疗本病 30 例，总有效率达 97%。

（5）疏理气机

疏理气机法用于气机郁滞、郁火伤津型消渴，以小

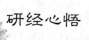

柴胡汤为代表方剂。方中柴胡疏理气机，配黄芩清降郁火，人参生津益气，半夏、生姜降逆和胃，甘草、大枣调和诸药。若郁火不盛，可用四逆散疏理肝气；若气滞胃肠、腑气不通，可用麻仁丸行气导滞，通腑达津。如宋代波运用疏肝理气方药为主，治疗糖尿病 80 例，总有效率达93.75%。

（6）活血化瘀

活血化瘀法用于瘀血内阻型消渴，本法虽无专用代表方剂，根据仲景瘀血"当下之"法则，可随证选用桃核承气汤、抵挡汤、大黄䗪虫丸等。药物可选用当归、赤芍、川芎、桃仁、土鳖虫等。气虚致瘀者，合用人参、黄芪、白术等；阳虚致瘀者，合用附子、肉桂等；阴虚血燥致瘀者，加地黄、麦冬、瓜蒌根、阿胶等；气滞者合用柴胡，枳壳等；水阻者合用苍术、白术、茯苓、泽泻等。

（7）清化湿热

清化湿热法用于湿热蕴结型消渴，以猪苓汤为代表方剂。方中猪苓、茯苓、滑石、泽泻清热利水燥湿，阿胶滋阴润燥。若湿热伤津、阳气阻遏者，用瓜蒌瞿麦丸治之，方中瞿麦、茯苓清热利水燥湿，瓜蒌根、山药生津润燥，附子通阳化气、温通水道。如高建魁等运用本法治疗 36 例糖尿病肾病，设对照组 24 例，总有效率 86.1%，差异有显著性。

除上述七法外，尚有一些变法运用于糖尿病并发症。诸如黄芪桂枝五物汤治疗阳气虚损、瘀血痹阻型糖尿病周围血管神经病变，炙甘草汤治疗阴阳并虚型糖尿病合并冠心病，小建中汤治疗中焦阴阳不足型糖尿病合并低血糖，真武汤治疗阳衰水泛型糖尿病合并肾病，苓桂术甘汤治疗痰饮中阻型糖尿病合并脑卒中，半夏泻心汤治疗脾虚湿热型糖尿病合并胃轻瘫，乌梅丸治疗寒热错杂型糖尿病合并腹泻等。这些方药的有机结合和辨证运用，构成了糖尿病较为完备的诊疗系统。

4. 结语

张仲景对消渴的认识，理论渊源于《内经》，理法方药自成一体，开启了消渴病临床学科的先河。仲景对消渴病机的论述，基本赅备目前临床消渴病的常见类型，并科学地揭示了消渴病病性从燥热阴虚到气阴双亏，再到阴阳并虚，病位从上中焦向中下焦纵深演变的一般规律。在用药上，仲景既重视养阴生津润燥，又刻刻不离健脾益胃以调复中焦气化之枢纽，若能将滋养肝阴、平肝潜阳等方药补充其间，则其方法更臻完备。深入系统研究仲景消渴学说，对指导目前糖尿病的治疗和挖掘有效方药具有重要意义。

〔浙江中医药大学学报，2013，37（12）：1389-1391。

指导王晖，合作者陈霞波、唐可伟、范佳莹。〕